湖南省卫生健康委员会　指　　导

湖 南 省 医 学 会　组织编写

职场保健
手册

主编　周胜华

编委（以姓氏笔画为序）

左　钰　刘　玲　刘启明　刘振江　许丹焰

杨明施　吴尚洁　张　燕　张湘瑜　陈晋东

陈雅琴　周　琴　赵　旺　段　书　姚　勤

柴湘平　唐建军　谭胜玉

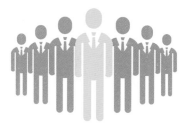

CS K 湖南科学技术出版社

前　言

健康是促进人全面发展的必然要求，是经济社会发展的基础条件，也是每个人实现幸福人生的第一需要。随着经济社会发展，工业化、城镇化、人口老龄化、疾病谱变化、生态环境及生活方式改变，给维护和促进健康带来一系列新的挑战。

党的十八届五中全会作出了"实施健康中国战略"的部署，国家制定了《"健康中国 2030"规划纲要》，致力提高人民健康水平，努力全方位、全周期保障人民健康。每个人也要行动起来，当好自身健康的第一责任人，学习卫生健康知识，养成健康文明的生活方式，预防重大疾病风险，加强慢性疾病自我管理，实现健康人生。

为此，湖南省卫生健康委员会、湖南省医学会组织医学专家编写了这本《职场保健手册》。旨在给广大职场人士开展健康管理、疾病预防提供专业指导，提高健康素养。本书共分 7 章 38 节，涵盖疾病预防、运动健康、慢性疾病管理、中医保健、日常急救等，内容全面、重点突出。力求以深入浅出、通俗易懂的形式传播卫生健康知识，特别针对一些生活节奏快、工作压力大、容易忽视个人健康管理的职场人群，我们还着重介绍了运动健康、睡眠调节、心理健康等内容。

本书作者均为热心健康科普的医学专家，为本书撰写付出了大量心血，在此表示衷心感谢！

由于时间仓促，书中难免存在不足，敬请读者批评指正。

湖南省卫生健康委员会
湖南省医学会
2021 年 4 月

目　录

第六章 中医养生与保健　115

第 一 章

定期健康体检对心脑血管疾病及肿瘤防治的意义

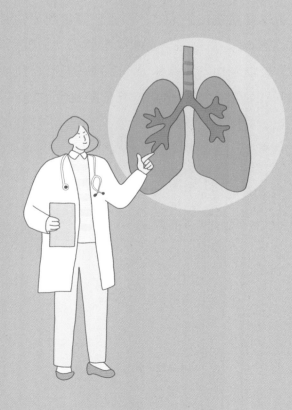

第一节

定期体检的必要性及常规检查项目

定期健康体检是对身体的主动关爱，人体就如一台汽车或一台复杂的机器，经过长时间高强度运转总要歇一会上上润滑油，定期做下保养，尤其对于职场人士，工作压力、强度都非常大，工作中一些突发事件常常打乱正常的生活和饮食节律，使身体常处在应急状态。而我们时常因为忙碌忽视了对身体的"保养"，最后是"小故障"酿成"大事故"，因此坚持定期体检能早期发现身体的小毛病，控制、监视身体慢性疾病的问题，一旦发现异常，就可以及时地咨询医生，看是否需要进一步检查并及时进行调整，有助于控制或者终止疾病的发生发展，让人体这台精密的机器保持正常运转。

1. 体检的常规检查项目有哪些？

（1）常规项目：如表 1-1 所示。

表 1-1　体检的常规检查项目

体检项目	血压、心率、身高、体重、臀围、腰围、体重指数、直肠指检等检查筛查高血压、肥胖症、肠道肿瘤等
验血项目	血常规、尿常规、大便常规、血糖、糖化血红蛋白、肝肾功能、电解质、甲状腺功能、血脂四项、乙肝三对半等检查排除或早发现糖尿病、甲状腺功能亢进症、高脂血症等
影像学检查	胸部 X 线片和腹部、乳腺、甲状腺超声等，排查肺部和乳腺结节、甲状腺及腹部肿块等

（2）需要额外增加的特殊项目：碳 14 呼气试验、肿瘤标志物、骨密度检测、头部 CT\磁共振、颈椎和腰椎 X 线，筛查幽门螺杆菌感染、肿瘤、骨质疏松、颈椎病等。

2. 常规体检有什么临床意义？

通过常规的抽血化验，血压测定，B 超检查就可早期发现心脑血管病的"苗头"，根据情况酌情调整生活方式，并有助于进一步评估是否需要药物治疗；在一些特殊需要下，通过 CT、胃肠镜检等附加项目，就可能发现身体内的"早癌"并及时根治。

第二节

常见心脑血管疾病的自我管理

心脑血管疾病泛指心脏、心脏血管和脑血管相关疾病，有高发病率、高致残率和高死亡率的特点，也是体检中发现的最常见的一种"亚健康"状态。在医务人员的指导下，定期复诊、终身管理并坚持服用药物治疗，是预防和减少心脑血管事件的主要措施。现介绍几种常见心脑血管疾病及危险因素的管理和复诊注意事项。

1. 高脂血症如何进行自我管理？

血脂异常，尤其是低密度脂蛋白胆固醇升高，是心脑血管疾病形成的主要危险因素。血脂增高应在医生的指导下给予干预和治疗，并定期复查。

（1）血脂轻度升高、没有其他心脑血管疾病危险因素时，可先采取饮食与非药物治疗，3～6个月后复查，如血脂达标，则继续非药物治疗，每6～12个月复查1次，长期达标者可每年复查1次。

（2）若经改善生活方式血脂仍不能达标，或已有心脑血管疾病，则需要服用药物治疗。降血脂药有很多种，使用最多的为他汀类降血脂药。他汀类药物安全性好，但个别可出现肌肉压痛、肌无力、乏力等症状，引起肝肾功能损害及肌酶升高等副作用。

1）首次服用降血脂药，应在4～6周内复查血脂、转氨酶和肌酸激酶，如血脂达标，且无药物副作用，可每6～12个月复诊1次。

2）血脂未达标且无药物副作用，每3个月复诊1次，3～6个月后，仍然没有达标，在医生的指导下更改治疗方案。

3）每次调整药物种类或剂量后，都应在治疗 4～6 周内复查。

4）生活方式改善和降血脂药治疗必须长期坚持，才能有良好的临床获益，停用后血脂特别是低密度脂蛋白胆固醇又会升高。

2. 高血压如何进行自我管理？

（1）应坚持每天在家测量血压并做好记录，并在复诊时带好记录本，焦虑的患者不建议每天测量。

（2）血压正常高值或高血压 1 级［（140～159/90～99）毫米汞柱］，只需要服用 1 种抗高血压药的患者，1～3 个月复诊一次。

（3）新发现高血压、血压没有达标或有头昏、头痛等表现，2～4 周复诊一次。

（4）血压达标且保持稳定，可每月复诊 1 次或者酌情延长复诊间隔时间。

（5）已经服用至少 3 种抗高血压药，血压仍高，应到高血压专科进行治疗。

（6）有些抗高血压药有一定的副作用，如干咳、双下肢水肿等，定期复诊，可及时发现药物副作用并更换药物。

（7）改善生活方式，良好科学的生活习惯是控制血压的基础。

3. 冠心病如何进行自我管理？

冠心病全称为冠状动脉粥样硬化性心脏病，是发病率很高的心血管疾病之一。冠心病为慢性疾病，不能根治，需要终身服用药物治疗。急性冠状动脉综合征为冠心病的严重类型，如急性心肌梗死，有时需行冠状动脉介入治疗（如支架植入术）和冠状动脉旁路移植术（又称冠状动脉搭桥术）。定期复诊和随访，坚持规范药物治疗，是改善预后的关键。

（1）每月去医院复诊，让医生了解症状是否缓解，以及对药物的耐受性。复查血常规、血生化和心电图。病情稳定后可3～6个月复诊一次。

（2）坚持服用药物治疗（在专科医生指导下），使各指标控制在目标范围。

（3）服用抗血小板药，尤其是同时服用两种时，有潜在出血风险，应观察牙龈出血、皮肤瘀斑、血尿、黑便等情况，一旦出现立即就诊。

（4）行支架植入术或冠状动脉旁路移植术并不是一劳永逸的，同样需要终身服用药物治疗。

（5）出现心前区疼痛、心悸、胸闷等症状，应及时就诊；若突然出现剧烈胸痛、大汗淋漓，休息和含服硝酸甘油不能缓解，应原地休息，同时拨打120，家人陪同尽快就近就诊。

（6）随身携带硝酸甘油，出现心前区不适可舌下含服，3～5分钟后可重复。特别注意的是，硝酸甘油有效期短，需要避光避热存放，否则容易失效，故应定期更换。

（7）出现焦虑和抑郁情绪，应及时与医生沟通，疏导不良情绪，减少思想负担，增强战胜疾病的信心，必要时去心理专科就诊。

4. 脑血管病如何进行自我管理？

最常见的脑血管疾病为脑梗死和脑出血。

（1）定期复诊可让医生及时了解患者肢体及语言等功能的恢复，以判断康复情况。

（2）患病初期可每月复查一次，病情稳定后，可每 3～6 个月复查一次，直到完全康复可恢复或部分恢复正常生活及工作。

（3）完全康复后，可每年复查一次，如果经济条件允许也可半年复查一次。

（4）同样需要坚持良好的生活方式。

总体来说，心脑血管疾病的管理目标是一致的，即保持良好的生活方式，定期复诊，坚持药物治疗，建立医患互信的良好关系，从而提高患者生活质量，改善疾病预后并延长寿命。

第三节

肺部结节与肺癌早期筛查

肺癌是全球范围内最常见、死亡率最高的恶性肿瘤之一，严重威胁着人类健康。因此，体检中对肺癌的早期筛查尤为重要。

1. 防治肺癌的常识有哪些？

首先，养成良好的生活习惯，远离"三霾五气"，能有效预防肺癌发生。所谓"三霾"即指室外的雾霾、室内的烟霾和心里的阴霾。"五气"即室外大气污染；室内空气污染，包括烟草烟气、厨房油烟气和房屋装修装饰材料挥发性有机化合物的污染，还有就是长期爱生"闷气"。所以我们要倡导创建无烟环境，倡导厨房革命，新居装修时要重视绿色、环保。更要警惕我们内心的阴霾，保持乐观积极包容的心态。

2. 哪些属于肺癌的高危人群？

中国肺癌高危人群定义为年龄 ≥ 40 岁且具有以下任一危险因素者：

（1）吸烟 ≥ 400 支 / 年（或 20 包 / 年），或曾经吸烟 ≥ 400 支 / 年（或 20 包 / 年），戒烟时间＜ 15 年。

（2）有环境或高危职业性致癌因素（如石棉、铍、铀、氡等接触者）。

（3）合并慢性阻塞性肺疾病、弥漫性肺纤维化或既往有肺结核病史者。

（4）既往罹患恶性肿瘤或有肺癌家族史，尤其一级亲属。另外，对于不吸烟的女性，还需考虑被动吸烟、烹饪油烟以及空气污染等因素。

3. 肺癌的症状有哪些？

（1）刺激性咳嗽：刺激性咳嗽往往是肺癌最先出现的症状之一，容易被误诊为慢性支气管炎，它的早期表现主要是干咳，随着时间的推移，咳嗽会逐渐加重，还可能出现咳痰。

（2）痰中带血或咯血：当肺癌肿块突出于支气管管腔的时候，肿瘤细胞脱落有可能导致出血，如果侵犯到大血管，还会引起严重的咯血。

（3）胸部隐痛：肺癌引起的胸痛，往往并没有那么典型，随着病情的加重，胸痛会越来越明显，越来越剧烈，这时候肿瘤有可能侵犯到了胸膜、肋骨、神经或胸壁。

（4）呼吸困难：肺癌的早期只会引起轻微的呼吸困难，会有一种类似换气不上，咽喉部不适的感觉，这个时候容易被误认为是咽喉炎，随着时间的推移，肿块越来越大，对气管的堵塞越来越严重，呼吸困难就会越来越明显。

4. 肺癌筛查的手段有哪些？

（1）影像学检查：胸部CT可以显示肺结节的内部结构及边缘特征等信息，推荐胸部CT作为常规肺癌初筛的手段。此外，为减少潜在的辐射诱发癌变、假阳性率高、过度诊断和增加医疗费用等问题，胸部CT建议每年查1次。筛查结果阳性者，可尽早咨询医生。

（2）实验室检查：肿瘤标志物。通过血液和体液检查，与肺癌有关的几种标记物主要有：①胃泌素释放肽前体；②神经元特异性烯醇化酶；③癌胚抗原；④细胞角蛋白19片段；⑤鳞状细胞癌抗原。必要时应咨询肿瘤科医生。

（3）支气管镜检查：支气管镜检查具有灵敏度高、特异性好、可预测性及可个体化操作等优点，对早期中央型肺癌，特别是CT难以显示的支气管腔内小病灶优势明显。

（4）痰液细胞学检查：痰液细胞学检查因在肺癌诊断中较为便捷、经济，且患者易接受、特异性较高等优势而应用于肺癌的筛查，对肺癌诊断起提示作用，但不能作为主要筛查手段。

5. 什么是肺结节？

肺结节通常指影像学表现直径 ≤ 3 厘米的实性或亚实性肺部阴影，可分为孤立性和多发性病变，90% 没有任何症状。随着胸部CT在肺癌筛查中的广泛应用，外周肺结节的检出率显著提高。

6. 肺结节是肺癌吗？

肺结节与早期肺癌并不相同，实际上很多疾病都会导致肺结节的形成，如炎症、真菌、出血等，即使患者查出有肺结节也不必过度紧张，因为在第一次 CT 检查后发现的肺结节，大部分都是良性病变，占 80%～90%。虽然是良性病变，但也要高度重视，因为也有可能进展为早期癌症。

7. 发现肺结节应怎么办？

如果肺结节直径不超过 4 毫米则没有太大的风险，基本不需要处理，只要定期进行健康检查即可。如果肺结节直径在 5～8 毫米，那么患者应该半年检查一次，了解肺结节的变化情况；如果肺结节直径在 8～10 毫米，则患者需要每隔 3 个月到医院检查一次，医生会根据病情建议继续观察随访或外科手术治疗。

第四节

消化道肿瘤的早期筛查

对于消化道肿瘤，早发现早治疗是提高患者生存率的有效手段，因此对高危人群进行消化道肿瘤的早期筛查显得格外重要。

1. 消化道肿瘤包括什么？

消化道肿瘤主要包括食管癌、胃癌、结直肠癌。

2. 消化道肿瘤的早期会出现哪些表现？

消化道肿瘤早期临床表现均不明显，起病隐匿。

（1）早期食管癌可以表现为偶发的吞咽食物哽咽、停滞、异物感，胸骨后闷胀或疼痛感觉。

（2）早期胃癌可以表现为上腹部疼痛、食欲不振、不明原因消瘦、恶心呕吐、呕血或者便血等。

（3）早期结直肠癌可以表现为便秘、腹泻、便血以及不明原因的贫血或消瘦等。

应注意，其他非肿瘤的消化道疾病如慢性胃炎、消化性溃疡等也可有类似表现，肿瘤患者早期也可无任何表现，是否患有肿瘤性疾病应根据病史及实验室检查结果来判断，以上均为较典型的早期表现，若年龄在 40 岁以上人群出现以上症状应高度警惕。

3. 哪些人患消化道肿瘤的风险较高？

长期存在以下高危因素的人群，可能有较高风险患消化道肿瘤，对于此类高危人群，建议定期复查。

（1）食管癌的高危因素：

1）长期食用含有亚硝胺与真菌的食物：如发霉的粮食，腌制的食物。

2）遗传因素：食管癌有明显的家族聚集性，一级亲属患有食管癌，本人患病的概率较高。

3）营养不良及维生素缺乏：维生素 B_1、维生素 B_2、维生素 A 和维生素 C 以及微量元素的摄入量降低均与食管癌的发生有关。

4）不良的饮食及生活习惯：长期进食粗糙食物，食物过热、进食过快，长期吸烟及饮酒等都容易损伤食管，增加恶变风险。

5）其他长期刺激或损伤食管的情况：如食管慢性炎症、贲门失弛缓症及胃食管长期反流等疾病反复发生，刺激以及损伤食管，都会增加食管癌发生的可能性。

（2）胃癌的高危因素：

1）饮食不当：腌制食物的时间过短、温度过高、食盐的用量较少，以及细菌或真菌污染等情况均可导致食物中亚硝酸盐含量过高，在胃的酸性环境中转变为具有致癌性质的亚硝胺。长期摄入高盐会破坏胃的屏障，吸烟、重度饮酒等均可对胃造成损伤，长期反复有可能诱发肿瘤。

2）幽门螺杆菌（Hp）：是已确定的与胃癌的发生有关的细菌，但是 Hp 的感染不代表一定会发生胃癌，只是风险较高，若能及时使用药物根治 Hp 可以有效地降低胃癌发生的风险。

3）胃的癌前疾病：指一些发生胃癌风险明显增加的情况，如慢性萎缩性胃炎、胃溃疡、胃息肉、胃黏膜巨大皱襞症、手术后残胃等，都警示着胃癌发生的高风险。

（3）结直肠癌的高危因素：

1）饮食结构单一：过多的动物脂肪及动物蛋白饮食，缺乏蔬菜及纤维素食品。

2）遗传易感性：一级亲属有结直肠癌病史者，是发生结直肠癌的高危人群。

3）癌前疾病：结直肠腺瘤、溃疡性结肠炎及克罗恩病等，均代表着结直肠癌发生的高风险。

4. 什么人应该去筛查消化道肿瘤？

（1）食管癌：年龄 ≥ 40 岁，且符合下列任意一条。①长期居住于食管癌高发地区；②一级亲属有食管癌史；③本人存在食管癌前疾病或癌前病变；④本人有头颈部肿瘤史；⑤存在其他食管癌的高危因素，如长期进过热食物、进食过快、吸烟、饮酒量大（≥ 15克／天）、室内空气污染、牙齿缺失等。

（2）胃癌：年龄 ≥ 40 岁，且符合下列任意一条。①胃癌高发地区人群；② Hp 感染者；③既往有慢性萎缩性胃炎、胃溃疡、胃息肉、手术后残胃、肥厚型胃炎等胃的癌前疾病者；④胃癌的一级亲属；⑤存在其他胃癌的高危因素，如长期摄入高盐、腌制食品，重度饮酒等。

（3）结直肠癌：年龄50～75岁人群均建议进行筛查，但有以下任一表现者应划为高风险人群。①一级亲属有结直肠癌病史者；②有癌症史或肠道腺瘤或息肉史；③大便隐血试验阳性者；④以下5项表现具有2项以上者：黏液血便、慢性腹泻（近2年来腹泻持续累计超过3个月，每次发作持续时间在1周以上）、慢性便秘（近2年来便秘每年在2个月以上）、慢性阑尾炎史或阑尾切除史、慢性胆囊疾病或胆囊切除史及精神创伤史。

5. 消化道肿瘤早期筛查方法有哪些？

（1）食管癌的早期筛查：主要依赖胃镜筛查。

（2）胃癌的早期筛查：建议首选内镜检查，也可以首先选择血清学检查，并根据结果及评分系统决定是否采取胃镜检查。

（3）结直肠癌的早期筛查：主要包括大便隐血试验以及结肠镜检查，前者是无创筛查最重要的手段，而结肠镜检查则是进一步检查以及筛查过程中的中心环节。

第五节

甲状腺结节与甲状腺结节的诊疗

甲状腺结节是一种常见的疾病，近年来，随着人们对健康的重视，以及影像学检查设备的不断发展，越来越多的甲状腺结节在体检时被发现并及时得到诊治。

1. 什么是甲状腺结节？

甲状腺结节是指甲状腺细胞在局部异常增生导致甲状腺内出现一个或多个结构异常团块的病变，一般可以通过手指触摸感觉到，但是只有经过超声证实才能确诊为甲状腺结节，如果触摸到，但是超声不能证实，则不能诊断为甲状腺结节。

2. 引起甲状腺结节的病因是什么？

除部分增生性结节可能与碘摄入、食用致甲状腺肿的食物或药物以及甲状腺激素合成酶缺陷有关，其余多数甲状腺结节的病因不明。

3. 甲状腺结节会有哪些表现？

多数甲状腺结节患者没有临床表现，一般是通过自己触摸或者影像学检查发现甲状腺结节的存在，当结节体积过大时压迫周围组织，可以表现为声音嘶哑、憋气、吞咽困难等。炎性结节中急性化脓性甲状腺炎及亚急性甲状腺炎可以表现为受累腺体的疼痛，并伴有放射痛。结节内出血也可引起急性疼痛和结节增大。此外合并甲状腺功能亢进症（简称甲亢）时可以表现为甲亢的相应症状，如心悸、多汗等，也可表现为甲状腺功能减退症（简称甲减），如易疲劳、怕冷、体重增加等。

4. 怎样诊断甲状腺结节的良、恶性？

需要通过实验室检查以及辅助检查来判断甲状腺结节的良、恶性并决定下一步治疗措施。需要进行的检查包括：①血清促甲状腺激素和甲状腺激素；②甲状腺自身抗体；③血清降钙素水平；④甲状腺超声；⑤甲状腺核素显像；⑥细针穿刺细胞学检查。

对于恶性甲状腺结节首选手术治疗。多数良性甲状腺结节不需要治疗，只需每6～12个月随诊一次，观察结节有无变化即可。

第六节

乳腺癌的早防早治

乳腺检查是中年女性体检的重要内容，对于早期发现及治疗乳腺癌有重要意义。

1. 什么样的女性最容易受乳腺癌的"青睐"？

目前乳腺癌的病因仍不清楚。乳腺癌高危人群有如下特征：月经初潮年龄早（＜12岁）、绝经年龄晚（＞55岁）、年龄＞40岁未婚未孕、第一胎年龄＞35岁，产后未哺乳，一级亲属中有乳腺癌患者、营养过剩、肥胖、脂肪饮食、长期应用雌激素治疗或使用避孕药等。

2. 有乳腺结节就一定是乳腺癌吗？

乳腺结节是乳腺组织的一种临床征象，很多乳腺的病变都有可能出现结节，不一定都是乳腺癌。

（1）乳腺增生导致的乳腺结节：多发性，单侧或双侧，以外上象限多见。大小、质地也常随月经呈周期性变化，月经前期结节增大，质地比较硬，月经来潮后结节缩小，质韧变软。检查时能触及乳腺结节大小不规律，与周围组织界限不清，多有触痛感，与皮肤和深部组织无粘连，能够移动；乳房胀痛多见于单侧或双侧乳房，胀痛或触痛。患病时间不等，大多数患者具有周期性疼痛的症状，月经前期发生或加重，月经来潮后减轻或消失。

（2）乳腺肿瘤导致的乳腺结节：良性肿瘤可单发，也可多发，好发于育龄期女性，触诊一般结节质韧，边界清楚，活动度好；恶性肿瘤一般单发，好发于中老年女性，触诊一般结节质硬，边界不清，活动度差。

3. 乳腺增生会发展成乳腺癌吗？

乳腺增生是一个正常女性在雌激素和孕激素作用下周期性变化的一种生理现象。从正常的小叶增生到乳腺癌，中间要经历轻度增生、高度增生、轻度不典型增生和中重度不典型增生等过程，这种不断恶化的概率是非常低的。因此，小叶增生和乳腺癌没有必然的联系。药物治疗乳腺增生主要是缓解症状，所以，试图通过吃药去除增生的想法是错误的。如果患有乳腺增生的女性，应进行定期随访，密切关注乳腺结节的发展变化趋势，对预防乳腺癌的发生、提高生活质量有重要意义。

4. 哪些症状要警惕乳腺癌的发生？

乳腺癌的早期可无症状，随着病情发展，可能表现出局部及全身症状。

（1）肿块：是乳腺癌的首发症状。国外报道，多数肿块位于外上象限，其次是内上及乳头乳晕区，下方较少。肿块大小不一，以2～3厘米大小比较常见，多为单发，偶可多发。肿块多呈圆形或卵圆形，边界欠清，一般都为硬结，活动度都较差。

（2）疼痛：多数乳腺癌患者缺乏疼痛症状。由于疼痛发生较少，乳腺癌不易被早期发现。疼痛常表现为乳腺刺痛、胀痛或隐痛，如癌周伴有乳腺囊性增生也可出现周期性疼痛。

（3）乳房皮肤改变：当乳腺癌侵及乳腺间的韧带使之缩短时，会牵拉皮肤，使局部皮肤凹陷，如同酒窝，称之为"酒窝征"。另外肿瘤直接与皮肤粘连也可能造成此种情况。酒窝征在乳腺癌较早期即可出现，在患侧手臂上下活动时更为明显。

1）发红及肿胀：生长较快、体积较大的肿瘤，可出现皮肤浅表静脉怒张，肿瘤局部皮温升高。如肿瘤接近皮肤表面时皮肤可发红。如癌细胞阻塞了皮下淋巴管，即可出现皮肤水肿，出现橘皮样变。

乳腺癌皮肤红肿以炎性乳腺癌最为典型，皮肤颜色浅红或深红，由局限的一块很快扩展到大部分乳腺，乃至全乳。触诊时，整个乳腺增厚、变硬，皮温增高，且肿胀、粗糙，有明显的橘皮样变。

2）皮肤破溃：肿瘤发展到晚期，肿块长大，可使皮肤隆起，如血供不足，随着皮肤发红、变薄，可发生破溃。患者常伴疼痛，有时剧痛难忍。由于创面有大量的坏死组织及血性分泌物渗出，患者常因此出现消瘦、贫血征象。

3）皮肤结节：结节分布在病变周围的皮肤时，称卫星结节，它是癌细胞沿淋巴管、乳腺导管或皮下筋膜梁索直接浸润于皮肤所致。卫星结节可单个或数个，后者多呈分散分布。

4）铠甲癌：数个皮肤结节融合成片，覆盖整个患侧胸壁，并可延及腋窝至背部，甚至可超过胸骨中线，延伸到对侧胸壁。厚硬成板块的皮肤好似古代士兵所穿的铠甲，故称为铠甲癌。

（4）乳腺轮廓改变：当肿块较大时，乳腺可有局部隆起，乳腺增大。当肿瘤累及皮肤或胸肌时，可使乳房变硬、缩小。患者端坐时，患侧乳腺可提高。

（5）乳头乳晕改变：

1）乳头回缩及朝向改变：乳头扁平、回缩、凹陷、朝向改变，直至完全缩入乳晕下，看不见乳头。乳腺癌所致的乳头下陷与先天性乳头内陷不同。后者经常可用手牵拉提出，而乳腺癌所致的乳头回缩不可能被拉出，而且凹陷的乳头下或周围可扪及肿块。

2）乳头的湿疹样改变：最初为乳头瘙痒，乳头上皮增厚、脱屑、渗液，逐渐出现糜烂，继而反复结痂、剥脱，乳晕皮肤剥脱后出现红色肉芽，乳头可慢慢变平，最后消失。

（6）乳头溢液：乳头溢液伴肿块者，乳腺癌所占的比例较大。溢液可以是无色、乳白色、淡黄色、棕色、血性等；可以呈水样、血样、浆液性或脓性；溢液量可多可少，间隔时间也不一致。

5．乳腺癌筛查方法有哪些？

乳腺癌的筛查方法包括：①乳腺触诊；②乳腺超声筛查；③乳腺 X 线筛查；④乳腺磁共振检查。

6．乳腺癌高风险者间隔多久筛查一次？

一般风险女性，推荐每两年做 1 次乳腺 X 线筛查。

（1）对有早发乳腺癌家族史且自身携带有乳腺癌致病性遗传突变的乳腺癌高风险女性，推荐每年做 1 次乳腺磁共振检查。

（2）对 40～44 岁无早发乳腺癌家族史或不携带有乳腺癌

致病性遗传突变的其他乳腺癌高风险女性，推荐每年做 1 次乳腺超声筛查；当乳腺超声筛查结果阴性时，建议补充乳腺磁共振检查。45 岁以上其他乳腺癌高风险女性，推荐每年做 1 次乳腺 X 线联合乳腺超声筛查；当乳腺 X 线及乳腺超声筛查结果均阴性时，建议补充乳腺磁共振检查。

7. 如何预防乳腺癌？

（1）减少含雌激素类药物、食物的摄入，规律饮食和作息，少食用煎炸、高糖、高脂食品。多食用新鲜水果、蔬菜，调畅心情与合理安排体育运动、睡眠，对于育龄期妇女而言，尽早生育和哺乳都有益于乳腺癌的预防。

（2）早期发现、诊断和治疗的二级预防最为重要。从乳腺癌的患者早期发现的治疗情况来看，除个别乳腺癌外，大多数类型的乳腺癌早期发现后，其预后都非常理想。

（3）最后需要提醒的是，乳腺癌不是女性的专利病，男性也需要提高防病意识，如若出现乳腺局部的相关病变，千万不能拖延就医。

第七节

年度体检女性应额外关注的几项内容

1. 体检时除了常规的检查项目外，作为女性还应额外关注哪些内容？

（1）妇科常规检查：检查外阴发育有无异常，会阴部有无溃疡、赘生物等，阴道黏膜及皱襞是否正常，有无赘生物、囊肿、阴道隔等畸形，必要时遵循专业人员的指示屏气，观察有无阴道前后壁膨出、子宫脱垂及尿失禁等。

（2）白带常规：检查阴道酸碱度（pH）、阴道清洁度、阴道微生物等，以此来判断是否存在白带异常，可以协助诊断是否存在病原菌导致的阴道炎等。

（3）妇科B超检查：包括常规超声以及经阴道超声，后者需要将探头伸入阴道检查，可以更好地检查子宫颈和子宫，并且由于更接近子宫和卵巢，图像清晰分辨率更高，结果较常规超声更准确。检查的目的在于了解是否存在子宫肿瘤、子宫内膜异位症、子宫畸形、卵巢异物、盆腔内炎性肿块或脓肿等。

（4）乳腺超声：检查内容包括乳腺组织内病变以及引流淋巴结检查。目的在于检查乳腺导管是否扩张，有无占位性病变，观察病变的形态、边界、内部回声、血流分布、频谱特点等，并结合病史判断病变的性质。超声对于区别乳腺内肿物为囊性或实性最为敏感，超声可以识别肿块的位置、大小和数目，并且可以协助超声下定位穿刺以及定位手术切除，并且可以通过彩色多普勒超声血流信号的识别与分析，协助判断肿物的良、恶性。

2．女性四大癌症筛查有哪些？

（1）乳腺癌：乳腺癌是最常见的女性恶性肿瘤，目前对于乳腺癌的病因仍然缺乏认知，很难针对病因进行预防（一级预防），因此对乳腺癌进行筛查，实现早发现早治疗成为重要的二级预防手段。筛查手段包括临床乳腺检查、乳腺超声、钼靶 X 线摄影等。

（2）宫颈癌：宫颈癌是我国女性生殖道最常见的肿瘤，目前其发病呈年轻化、上升态势。宫颈癌的发生与长期感染人乳头瘤病毒（HPV）关系密切，但是宫颈癌的进展较缓慢，早期的筛查以及有效治疗，使得宫颈癌可以预防及治愈。常用的宫颈癌筛查手段包括液基细胞学检查和 HPV 检测，此外可以使用阴道镜观察醋酸染色和碘着色后的子宫颈表面及上皮的变化，必要时可取子宫颈活组织检查。

（3）子宫内膜癌：子宫内膜癌是起源于子宫内膜上皮的恶性肿瘤，位于我国女性生殖系统恶性肿瘤的第二位，对于子宫内膜癌早期得到治疗的患者，5 年生存率可明显提高。

因此对于具有高危因素的人群应进行子宫内膜癌的筛查，高危因素包括：年龄≥45岁，初潮提前、绝经延迟、不孕少产、长期激素药物服用史、合并无排卵性疾病、代谢综合征、恶性肿瘤家族史等。主要的筛查手段包括组织病理学检查、子宫内膜脱落细胞检查、影像学检查如阴道超声等。

（4）卵巢癌：尽管卵巢癌的发病率低，但是卵巢癌的具体病因不清，没有针对病因的预防方法，临床上不少患者在确诊时已经是卵巢癌的中晚期，患者的5年生存率只有20%左右，因此对于高危人群的早期筛查十分重要，可以有效提高患者5年生存率。卵巢癌的高危人群包括：①年龄＞50岁；②未婚或晚婚、不育或少育、不哺乳者；③应用促排卵药物的不孕者；④饮食结构。高动物脂肪、高蛋白、高热量饮食可以增加卵巢癌发生的风险，而多吃蔬菜、维生素及纤维素丰富的食物可以减少风险；⑤卵巢癌家族史。卵巢癌的筛查方法：详细的病史询问及专业的盆腔检查，超声检查以及肿瘤标记物检测。

3．对于不同年龄段女性应该关注哪些重要体检内容？

（1）40岁以上的女性应注意肺癌的筛查，目前我国女性肺癌的人数正在逐渐上升，与女性的易感性有关，并且女性患者年龄更低，非吸烟者更多。对于长期暴露于吸烟环境，空气污染、砷、电离辐射等环境中，以及一级亲属患有肺癌的女性应注意肺癌的筛查。

（2）40～60岁女性，应关注女性常见癌症的筛查，年龄的增长以及体内雌激素水平的变化与患癌风险的增加有密切联系，对于高危人群应做到定期筛查。

（3）60岁以上女性，注意血压、血糖与血脂的水平，预防骨质疏松，可以定期检测骨密度。

第 二 章

运动健康与健康运动

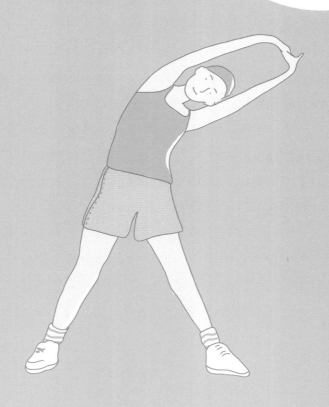

第一节

运动促进健康

1. 运动对健康有什么作用？

运动是保持和促进健康的重要方法。积极进行各种运动，能有效地控制高血压、高血糖和高血脂等症状，从而大幅度降低冠心病、脑卒中等多种疾病的发病率，还有预防癌症和骨质疏松的作用。运动能够改善我们的体型和形象，增强记忆力，活跃思维，延缓衰老。运动还能缓解焦虑和抑郁的心情，提高睡眠质量，使精力更加旺盛。

缺少运动，会导致人体进入亚健康状态，各种疾病日益显现出来。运动不足已成为全球慢性疾病死亡的第四大危险因素，世界范围内每年造成超过 300 万人的死亡。因此，运动同营养一样，是健康不能缺少的。

2014 年，国务院将全民健身运动上升为国家战略，并提出了"没有全民健康，就没有全民小康"的战略部署。而随着 2016 年《"健康中国 2030"规划纲要》的提出及实施，当前社会更是掀起了全民健身运动的热潮。在这样的情况下，

328 运动新模式应运而生。

2. 什么是 328 运动新模式？

328 运动新模式，是根据《国家体育锻炼标准》提出的新模式，倡导人们充分利用零碎的时间与地点进行量化且有效的运动，达到"随时随地，科学运动"的目的。

该模式的核心理念是"运动很简单，就是 328"——即"每周 3 天、每天 2 次、每次 8 个动作"的科学健身方案：

（1）每周运动 3 天，即隔天运动，有助于运动后人体功能恢复。

（2）每天 2 次运动，不但与自然界和人的生物钟相吻合，又保证了一定的运动密度，进一步促进人体各系统、组织和细胞的新陈代谢功能。

（3）每次运动 8（7+1）个动作，7 个大部位的动作，使全身都得到锻炼，保证了一定的运动量，最后 1 个为放松动作，做一些比较轻松、舒缓的整理运动，能加快血液向心脏回流，同时缓解和消除疲劳，加速人体功能恢复。

3. 运动有哪些类型？

运动可分为有氧运动与无氧运动两大类。

（1）有氧运动：属于耐久性运动项目。在整个运动过程中，人体吸入的氧气大体与人体需要的氧气相等。低强度、有节奏、持续时间长的运动基本上都是有氧运动，比如走路、慢跑、太极拳、长距离慢速游泳、骑自行车、跳舞等。有氧运动是保持身心健康最有效和最科学的运动方式。

（2）无氧运动：属于力量性运动项目。在整个运动过程中，人体吸入的氧气少于人体需要的氧气。它的特点是运动强度较大、爆发力强、持续时间短等。举重、跳高、短跑以及投掷等都属于无氧运动。

4. 最好的运动是什么？

世界上最便宜和最容易坚持的运动就是走路。它也被世界卫生组织认定为"世界上最好的运动"。

走路时，要穿一双合脚、弹性好、有足垫的运动鞋，能有效保护脊柱和膝盖；保持抬头挺胸收腹，腰背自然伸直，身体重心稍前倾，肩膀不用力、手肘微弯，膝盖伸直；尽量用腹式呼吸；每走一步都要使脚完全抬离地面，一定不要脚拖地面；手臂需前后摆起来，并尽量紧贴身体两侧。肘关节自然弯曲，以肩关节为轴前后摆臂，幅度可以比日常走路大一些。

一般情况下，走路时步速以每分钟100步为宜，身体感觉微微出汗，微喘即可。每次运动10分钟以上。每天步数以达到6000～8000步为宜。

第二节
开展健康运动

1. 运动的原则是什么?

运动的原则是:提高认识,自觉锻炼;循序渐进,持之以恒;运动负荷,因人而异;全面发展,讲求实效;因地制宜,讲究卫生;医学监督,避免损伤。

2. 怎样掌握运动强度?

无论进行哪种运动,都必须掌握适当的运动强度。运动强度不足,难以达到促进健康的目的;运动强度过大,会对人体造成伤害。

监测心率是把握运动强度最简便易行的方法,当运动时的心率等于170减去年龄,就意味着已经达到适宜的运动强度了。

3. 如何运动才安全?

避免体位变动较大的剧烈运动,运动时避免爆发用力。

运动定时定量,比如饭后1小时是运动的好时机。运动强度和频率不能忽高忽低,并且运动要持之以恒,重在坚持。

运动前注意适当的热身准备活动，运动后注意恢复和调整活动。

年龄大于 40 岁并有心脑血管疾病的患者，宜在专业医生指导下制订运动计划。

4. 夏季该如何运动？

夏季人体基础代谢率增加，运动能更有效地减肥降脂，有助于增强身体耐热能力。夏季运动对心血管、消化、内分泌等多个器官有促进和改善作用，从而达到防病健体的目的。夏季运动还能锻炼意志力，改善情绪。因此，"夏练三伏"是十分有益的。

（1）穿衣：浅色衣服反光好，能减少热量吸收。因此夏季室外运动时，宜穿浅色、宽敞和透气性好的运动服。室内运动时可穿深色衣物，帮助身体更快散发出热量。

（2）时间：夏季上午 10 时前或傍晚比较凉快时锻炼相对安全。

（3）强度：夏季温度高、湿度大，建议选择游泳或强度相对较低、节奏较缓的运动，如瑜伽、太极、散步等。

（4）场所：夏季尽量避免室外运动，多选择适当的室内运动，能降低中暑概率，游泳是不错的选择之一。但要注意运动场馆内的通风、湿度与温度、运动中的身体反应等，及时调整。

（5）补水：运动前应补足水，运动中宜少量、多次不断及时补充水和电解质。如运动负荷大，除及时补充水和电解质外，还要补充适量糖，预防肌肉痉挛。此时可优先选择饮用运动饮料。

（6）降温：运动后不宜使用猛吹空调、冷水冲头、大量喝冰水等"快速降温"法。建议在阴凉通风的地方适当休息，喝点凉饮料，让身体逐步恢复到平静状态。

（7）运动后四不能：①不能马上大量喝水，要"多次少饮"补充一些淡盐水；②不能马上休息，要循序渐进；③不能马上洗澡，把汗液擦干后再冲凉；④不能马上吃饭，适当调整后再吃饭。

（8）注意避免中暑：夏季运动要随时观察机体反应，如有头晕、乏力等不适症状，要及时停止运动并休息，运动后可适当延长休息时间，保证功能恢复。耐热能力较差、患有疾病的人不宜在热环境中过度运动。

（9）注意救治中暑患者：将中暑的患者转移到附近通风阴凉处，平躺后解开衣服扣子。用冷毛巾敷在患者额头，还可以用冰水或冷水擦拭患者全身，然后用扇子吹风以加速散热。若患者清醒，应为其补充含盐分或小苏打的清凉饮料。若患者出现呼吸停止的情况，应及时做人工呼吸。如患者中暑病情较重，应用担架将患者转移至医院。

5. 冬季该如何运动？

冬季运动可以提升免疫力、抵抗力和抗寒能力，消除疲劳，锻炼意志，提高工作学习效率，同时还能增强心肌功能和预防骨质疏松。"冬练三九"就是人们总结出来的宝贵经验。

（1）穿衣：冬季室外运动的服装要兼顾排汗、保暖、防风和防雨。应穿橡胶底运动鞋防止摔倒。尽量穿黄色或橙色等比较显眼的衣服，引起车辆注意，避免发生事故。

（2）时间：冬季早晨寒冷，会加重心脑血管负担。一般上午 10 时至下午 3 时是冬季室外运动的黄金时段。大风、大雨、大雪、大雾等天气不宜在室外运动。

（3）强度：冬季运动应循序渐进，量力而行。选择动作幅度较小、热量消耗较大的有氧运动，运动持续时间不宜过长，运动心率应控制在 150 次／分以下。室外运动可考虑慢跑，室内运动可考虑跳绳。

（4）场所：冬季应尽量进行室外运动，但避免在硬路面运动，宜在无污染、空气洁净的地方运动。如果选择在室内运动，一定要保持室内空气流通、新鲜。

（5）热身：冬季突然运动易造成肌肉、韧带及关节损伤。因此运动前一定要做充分的热身活动，时间以不超过 20 分钟为宜，从而使身体适应运动状态。可采用慢跑、拍打全身肌肉、活动胳膊等热身活动。

（6）补水：冬季室外运动所需的水分同夏季一样多。冬季运动后补水以少量多次缓饮为原则，水的温度不要低于 13 ℃，出汗较多时可适量补充淡盐水。

（7）呼吸：冬季空气寒冷，容易刺激呼吸道。人体鼻腔内黏膜能够加温吸进来的空气，鼻毛和鼻分泌物能够阻挡空气里的灰尘和细菌。因此冬季运动时尽量用鼻呼吸。

（8）保暖：冬季运动应及时增减衣服，一遇微汗就减衣，运动后马上增衣。冬季室外运动时身体外露部分要使用御寒用具，鞋袜要合适，不要过紧而影响血液循环，要保持鞋袜干燥，注意保暖，预防冻伤。

（9）补充能量：冬季运动前可以补充一些能量（如热果汁、含糖饮料等）。在进行长时间室外运动时应携带充足的食品或高能量的便携食品（如巧克力等）。当体力消耗过大时，及时补充。

（10）运动后洗澡：冬季运动后不能马上洗澡，需要等脉搏平稳后再洗。不能用很热的水，应该用和体温接近的温水。

6. 怎样让自己喜欢上运动？

先找到一项自己感兴趣的运动，对自己在这项运动上面的起点和要求不要太高。记下自己在这项运动上面的进步，适当给自己一些奖励。喊上自己的朋友一起运动，互相鼓励。从简单的开始，慢慢坚持，坚持运动一段时间，逐渐让其成为自己的习惯。

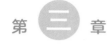

第 **三** 章

常见慢性疾病及管理

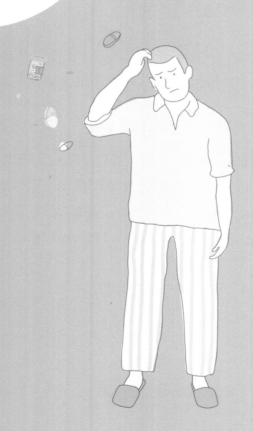

第一节
"三高"与肥胖的危害和管理

1. 什么是"三高"?

"三高"是高血压、高血糖和高血脂的总称。

血压是指血液对动脉血管壁所产生的压力。高血压是指测量血压时收缩压＞140毫米汞柱，或者舒张压＞90毫米汞柱。

血糖是指血中的葡萄糖。最常见的高血糖情况便是糖尿病，当随机血糖≥11.1毫摩尔／升或空腹血糖（空腹状态指至少8小时没有进食）≥7.0毫摩尔／升，并且出现了多饮、多食、多尿和体重下降等症状即可诊断为糖尿病。

血脂是指血液中的脂质，主要包括胆固醇和甘油三酯等。高血脂又称血脂异常，主要指血中胆固醇或甘油三酯过高或高密度脂蛋白胆固醇过低。当胆固醇≥5.2毫摩尔／升，或低密度脂蛋白胆固醇≥3.4毫摩尔／升，或甘油三酯≥1.7毫摩尔／升，或高密度脂蛋白胆固醇＜1.0毫摩尔／升，即可诊断为血脂异常或高血脂。

2. 什么是肥胖?

肥胖或超重,是指体内脂肪蓄积过多超过一定程度并导致体重超标和健康损害的疾病。

目前主要用体重指数(BMI)来判断肥胖或超重的程度。其计算公式为:BMI = 体重(千克)除以身高(米)的平方。正常体重定义为 BMI 在 20 ~ 25 千克 / 米^2,超重定义为 BMI 在 25 ~ 30 千克 / 米^2,BMI 大于 30 千克 / 米^{2}即定义为肥胖。

例如:一个人的身高为 1.7 米,体重为 68 千克,其 BMI=68/(1.7^2)=23.5 千克 / 米^2,为正常体重。

3. "三高"与肥胖有什么危害?

高血压会引起心肌肥厚、心力衰竭和冠心病。高血压可导致肾小动脉硬化,最终因为肾衰竭不得不进行血液透析或换肾治疗。高血压可引起脑出血或脑梗死,最终导致患者出现偏瘫、失语、吞咽困难、行走不稳等,甚至昏迷不醒和死亡。高血压可引起主动脉夹层,进而发生主动脉破裂,危及生命。高血压还可引起眼底视网膜动脉发生病变,导致视物模糊,严重者失明。

高血糖可引发多种并发症,最致命的是包括冠心病和脑卒中(俗称中风)在内的各种心脑血管疾病,甚至致死。高血糖也会引发肾衰竭。高血糖同样会引发糖尿病视网膜病变,危害眼睛，直至致盲。高血糖还会让肢端坏死，导致截肢。高血糖还会引发神经病变、酮症酸中毒、皮肤感染等。

高血脂会引起动脉发生粥样硬化，日积月累堆积成大小不等的粥样斑块，使血管腔变窄甚至完全闭塞，从而造成相应的器官缺血缺氧，引起冠心病或脑卒中等。此外，高血脂还可诱发急性胰腺炎、胆结石、老年痴呆症、眼底出血、失明、关节炎等。

超重或肥胖不仅影响形体美，还会升高血压和血脂，增加心血管疾病的危险，影响消化系统和内分泌系统的功能，增加糖尿病和癌症发生的危险性。此外超重或肥胖还会导致关节软组织损伤、生殖能力下降、心理障碍、脂肪肝、胆结石、水肿、痛风等危害。

4. "三高"与肥胖的自我管理是什么？

建立健康生活方式是管理"三高"与肥胖的关键。那么，什么是健康生活方式呢？我国著名心血管病专家胡大一教授提出了十八字"健康三字经"："管住嘴，迈开腿；零吸烟，多喝水；好心态，莫贪杯。"这是对健康生活方式作出的精辟总结。

（1）管住嘴：平衡和合理膳食。"三高"与肥胖均与饮食密切相关，所以平衡和合理膳食是管理"三高"与肥胖的基石。中国营养学会建议，我国居民应每天摄入谷薯类250～400克，蔬菜类300～500克，水果类200～350克，肉类 40～75 克，鱼虾类 40～75 克，蛋类 40～50 克；奶及奶制品 300 克，大豆及坚果类 25～35 克，盐少于 6 克，油 25～30 克（图 3-1）。

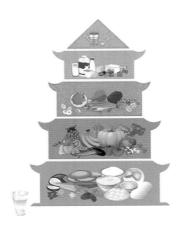

盐	＜6 克
油	25～30 克
奶及奶制品	300 克
大豆及坚果类	25～35 克
畜禽肉	40～75 克
水产品	40～75 克
蛋类	40～50 克
蔬菜类	300～500 克
水果类	200～350 克
谷薯类	250～400 克
全谷物和杂豆	50～150 克
薯类	50～100 克
水	1500～1700 毫升

图 3-1　中国居民平衡膳食宝塔

而对于已经患有"三高"与肥胖的患者，膳食结构需要进一步控制和改善，其主要原则是：

1）低热量饮食：控制饮食量，严格限制热量供给，控制碳水化合物摄入，旨在达到和维持正常体重。

2）清淡饮食：高盐饮食与高血压密切相关。一般而言，一啤酒瓶瓶盖的盐 ≈ 6 克。北方居民每人每天平均食盐量应先降至 8 克，以后再降至 6 克以下；南方居民每人每天平均食盐量应直接降至 6 克以下；同时，减少摄入腌制熏制类等高盐食品，如酱菜、咸肉、香肠等；减少摄入含钠调味品，如番茄酱、蛋黄酱、酱油、沙拉酱等。

3）低脂肪饮食：尽量少吃含较多饱和脂肪酸的食物，包括动物性食品（肥肉、奶油、猪油、牛油、猪肠、牛腩及肉类外皮等）和部分植物性食品（烤酥油、椰子油、椰子、棕榈油等）。烹调用油宜选择含较多不饱和脂肪酸的油，如大豆油、玉米油、葵花子油、橄榄油、花生油、茶油。另外，鱼类及豆类的饱和脂肪酸含量较少，亦可多考虑食用以取代其他肉类，作为蛋白质的来源。不吃或尽量少吃高油点心（蛋糕、西点、中式糕饼、巧克力、冰淇淋等）和油炸类食品（油条、油饼、麻花、薯条等）。

4）低胆固醇饮食：每日胆固醇总摄取量应低于300毫克。胆固醇只在动物性食品中才有，植物性食品中不含胆固醇。各种肉类（鸡、鸭、鱼、猪、牛、羊等）胆固醇含量：平均每100克肉含20～30毫克胆固醇。不吃高胆固醇食物，包括鱼子、蟹黄、肥肉、虾头、鱿鱼、动物内脏等。同时，多吃有降胆固醇作用的食物，如大豆及其制品、洋葱、大蒜、香菇、木耳等。

5）低糖饮食：少吃白米、白馒头、白面包、白面条等精制淀粉类型的主食，用糙米、紫米、全燕麦、糙薏仁等全谷类替代，减少摄入糖果和加糖的食物（饼干、蛋糕、酥饼、月饼等），尽量少喝果汁和含糖饮料。

6）高纤维饮食：如各类水果、豆类、燕麦片、洋菜、木耳、海带、紫菜、菇类、瓜类、荚豆类及蔬菜茎部，不仅可提供植物固醇，还能增加可溶性纤维素的摄入，有助于降血脂。

7）对于糖尿病患者，需另遵循医嘱进行饮食调整。

很多患者一旦患有"三高"与肥胖，就完全素食、偏食。这是个误区，对身体是很不利的。我们从饮食中获得的各种营养素，应该种类齐全，比例适当。如果在 2 周内您所吃的食物没有超过 20 个品种，说明您的饮食结构单一。

（2）迈开腿：坚持运动和锻炼。坚持科学的运动和锻炼能有效地降低血压、血脂和血糖，减轻体重，防止肥胖，并能解除精神紧张和疲劳。而在所有运动形式中，有氧运动是适合"三高"与肥胖患者的主要运动形式；您可根据实际情况，选择适合自己的运动形式。应每周进行 4～7 天活动，最好每天活动。建议每天累计 30～60 分钟中等强度运动或 15～30 分钟高强度有氧运动（表 3-1）。每天活动时间应分开，每次持续 10 分钟以上。平时少坐电梯少开车，多走楼梯多走路。

表 3-1　体力活动强度评估

强　度	举　例	心率标准	自我感觉
轻度	步行小于 4.7 千米／时，或轻度家务劳动	最大心率的 50%～63%	呼吸平稳，可以正常说话
中度	快步走（4.8～6.5 千米／时），慢速骑车（15 千米／时），游泳	最大心率的 64%～76%	呼吸加快，可以正常说话
高度	竞走、慢跑或跑步，骑车速度大于 15 千米／时	最大心率的 77%～93%	呼吸很快，不能说整句话

注：最大心率为 220 减去年龄。

（3）零吸烟：要彻底戒烟。香烟中约有250种有毒或致癌物。吸烟可使血压升高，还会导致血脂异常，并使降血脂药疗效下降。糖尿病患者吸烟会使病情恶化，促进糖尿病并发症的发生。有研究还证实，越吸烟越肥胖。因此，您应彻底戒烟，同时避免吸二手烟。

戒烟是管理"三高"与肥胖最经济有效的干预方式。戒烟能够降低血压，改善血脂异常，还能延缓糖尿病患者并发症的发生。但要注意，很多患者戒烟后，体重会增加。那么，戒烟后如何避免增加体重？最关键的，还是"管住嘴"和"迈开腿"——健康饮食和运动！

（4）莫贪杯：不要酗酒。大量饮酒会激活胰岛素抵抗，抑制血管舒张物质的合成，使炎症和氧化代谢物反应性增加等。这些机制会促进"三高"与肥胖。

目前认为，每周摄入酒精量为零标准杯时，可最大限度地减少饮酒对健康的伤害。少量酒精只对缺血性心脏病有一定预防作用，但对"三高"与肥胖则没有任何保护作用。随着每天饮酒量的增加，相对风险也随之增加。因此，最安全的饮酒量是"不饮酒"。由此可见，无论饮酒量多少对身体健康都是不利的。

（5）多喝水：保证摄取充足的水分对身体健康大有帮助。水是生命的源泉，水分主要用于补充细胞内液和细胞外液，参与人体各种生理活动，因此，喝水是维持人体新陈代谢的重要一环。中国营养学会建议，我国居民应每天摄入水

1500～1700 毫升。

适当多喝水有助于维持身体健康。它不但补充人体必需的水分，有利于稀释血液，还能够帮助胃肠消化食物，促进肠蠕动，防止便秘的出现。适当多喝水会加快尿液的排出，不但可以预防结石，还能减轻肾脏的负担。

（6）好心态：保持情绪平稳和良好心态。情绪激动、精神紧张、睡眠不足和过度疲劳等，均会激活交感神经，从而导致血压升高和波动。抑郁、焦虑和孤独等负性情绪在心脑血管疾病恶化中也发挥重要作用，不但会导致心脑血管疾病的突然发作，也是心脑血管疾病患者的重要预后因素。因此，保持情绪平稳和良好心态对管理"三高"与肥胖非常重要。

如何预防和缓解心理压力？应避免负性情绪，积极调整心态，保持平和、乐观；注意劳逸结合，注意睡眠，不要熬夜，按时作息；正视现实生活，正确对待自己和别人；有困难主动寻求他人帮助；处理好工作和家庭的关系；寻找适合自己的心理调适方法；增强承受心理压力的抵抗力；必要时可以进行心理咨询。

5. "三高"与肥胖管理的目标是什么？

对于高血压患者，如果合并有高血糖或高血脂，血压应控制在 130/80 毫米汞柱以下，如果无上述合并症，血压应控制在 140/90 毫米汞柱以下。对于糖尿病患者，应把糖化血红蛋白值控制在 7% 以下。对于高血脂患者，如果合并有冠心病或糖尿病，血脂中的低密度脂蛋白胆固醇应控制在 1.4 毫摩尔／升以下，如果无上述合并症，低密度脂蛋白胆固醇应控制在 2.6 毫摩尔／升以下。对于超重或肥胖患者，体重指数［体重（千克）／身高（米）^{2}］应控制在 25 以下。

第二节
慢性胃炎与消化道溃疡

1. 什么是幽门螺杆菌感染？

幽门螺杆菌（Hp）感染是引起多种胃十二指肠疾病的原因，尤其是在慢性胃炎和消化性溃疡，Hp 感染是引起两种疾病的重要因素，慢性胃炎患者中 Hp 阳性率可达 85%～95%，在胃溃疡中阳性率通常在 70% 以上，而十二指肠溃疡阳性率可达 90%～100%。此外，Hp 感染也与胃癌的发生有密切的关系，Hp 感染可以引起多种胃的癌前疾病，胃癌高发地区人群 Hp 感染率高，Hp 阳性人群发生胃癌的危险性高于阴性人群，根治 Hp 可以有效降低胃癌发生的风险。

2. 什么是慢性胃炎和消化道溃疡？

慢性胃炎是在 Hp 感染、环境因素和遗传因素等多种因素的作用下，引起的胃黏膜慢性炎症，极少部分患者可能发生胃黏膜萎缩和化生，表现出癌变倾向。

消化性溃疡的发生主要是因为致病因素对胃十二指肠黏膜的损害因素过强，以及黏膜自身的屏障和修复能力减弱所引起的一组疾病，主要包括胃溃疡和十二指肠溃疡。其中Hp感染、非甾体抗炎药和阿司匹林的广泛应用是最常见的引起消化性溃疡的原因。此外，大量饮酒、长期吸烟等不良的生活习惯都会损伤胃黏膜，增加消化性溃疡发生的风险。

3. 慢性胃炎的临床表现如何？

慢性胃炎处于活动期可表现为中上腹不适、饱胀、烧灼痛等，也可以因胃黏膜受损导致消化功能降低，表现为食欲欠佳、恶心、嗳气等消化不良的症状。由非甾体抗炎药或阿司匹林引起的慢性胃炎患者多症状不明显，可能仅表现为上腹部不适或隐痛。

4. 消化性溃疡的临床表现如何？

胃溃疡典型症状为上腹部疼痛，长期反复发作，常于进食后半小时左右疼痛发作。十二指肠溃疡表现为空腹痛和夜间痛，进食后疼痛缓解。

5. 如何诊断慢性胃炎和消化道溃疡？

诊断慢性胃炎及消化性溃疡的方法首选电子胃镜及胃黏膜活检，次选X线钡餐造影，此外应该常规检测是否存在

Hp 感染。

6. 慢性胃炎如何治疗？如何预防复发？

多数患者病情较轻，可以在改善生活习惯，如规律饮食、戒烟酒后病情稳定，症状缓解。部分患者胃黏膜的炎症在合理的药物治疗及生活习惯改善后可以消退。但是对于中、重度慢性胃炎患者不予治疗的话，病情会进一步发展，症状加重，发生胃癌的风险会显著增加。

多数成人可能因为不良的生活习惯，如饮食不规律、进食粗糙及刺激性食物、长期吸烟、大量饮酒等，胃黏膜存在轻度的慢性非萎缩性胃炎，若 Hp 阴性，胃黏膜无糜烂表现且无症状，可不予药物治疗，做到规律饮食、避免进食粗糙及刺激性食物、戒烟、戒酒后可缓解症状，改善胃黏膜炎症。

对于中、重度慢性胃炎的治疗主要以缓解症状，改善胃黏膜炎症为主：① Hp 感染阳性者，如存在黏膜病变或消化不良表现应使用药物根除 Hp；②若存在反酸、上腹痛可选用抑酸剂；③有上腹饱胀、恶心、呕吐等症状的患者可以选用促动力药改善胃肠动力，如果是进食引起的腹胀、纳差等消化不良的症状应选用消化酶制剂协助消化。

7. 如何预防慢性萎缩性胃炎癌变？

慢性萎缩性胃炎是癌前疾病，伴有肠上皮化生或上皮内瘤变高度提示癌变的可能，应定期随访内镜及活检。

8. 如何治疗消化性溃疡？

消化性溃疡的治疗包括改善生活方式以及药物治疗：①在治疗期间应注意休息，避免进食刺激性食物，戒烟戒酒，可以减少对胃黏膜的刺激，帮助促进溃疡愈合；②药物治疗主要包括抑酸治疗和抗 Hp 治疗，抑酸治疗可以减少胃酸对黏膜的侵蚀，促进溃疡愈合，首选抑酸效果强的质子泵抑制剂，Hp 阳性的患者需要使用药物根治 Hp，避免 Hp 对胃黏膜的损害。

此外，对于难治性溃疡、老年人溃疡、复发性溃疡等在抗 Hp 感染同时，应联合使用胃黏膜保护剂，如铝碳酸镁、硫糖铝等可以提高溃疡愈合的效率，降低复发的风险。

9. 消化性溃疡复发的原因是什么？ 如何预防？

（1）复发的原因：①不良的生活习惯。不规律的饮食、吸烟、饮酒等因素导致的胃黏膜防御功能减弱。② Hp 感染。包括未进行根治 Hp 治疗，或 Hp 由于感染未清除彻底，或再次感染再次转为阳性。③服用非甾体抗炎药或阿司匹林引起的溃疡，治愈后仍未停药。

（2）如何预防：①应做到规律饮食，戒烟戒酒以减少对胃黏膜的刺激；②对于 Hp 阳性的患者应根治 Hp 治疗，根治失败的患者可使用质子泵抑制剂维持治疗；③不能停止使用阿司匹林和非甾体抗炎药的患者可以长期使用质子泵抑制剂减少胃酸分泌，预防溃疡复发。

第三节

冠心病

1. 什么是冠心病？

冠心病是一种由于各种原因导致供应心脏血液的血管——冠状动脉狭窄或阻塞，进而引起的心肌缺血或者坏死的心脏疾病。我们可以把心脏比喻成"田"，那么心肌细胞就是"禾苗"，而心脏的血管就是供水的"渠道"。冠心病就是由于"渠道"供水不畅导致"田"和"禾苗"缺水干枯。

由于绝大部分冠心病是由冠状动脉粥样硬化所导致的，因此，我们说的冠心病通常是指冠状动脉粥样硬化性心脏病。

2. 冠心病的症状有哪些？

（1）胸痛，是冠心病最常见的症状，表现为心前区的压榨性或者隐痛，也可以出现肩部、手臂、下颌部、上腹部疼痛，并伴随恶心呕吐、喉咙紧缩感、气促、心慌、大汗淋漓等症状。可以于活动或情绪激动时诱发，休息或者含服硝酸甘油可以缓解。

（2）胸部压迫感。

（3）呼吸短促，特别是发病的时候容易出现。

（4）也有些人没有症状，或者仅表现为心电图的异常。

3. 哪些人容易患冠心病？

下面几类人容易患冠心病：

（1）老年人：随着年龄增大，发生冠心病的风险就会增加，特别是 50 岁以上的中老年人。

（2）男性：男性发生冠心病的风险明显高于女性，但女性在绝经后发生冠心病的风险也会明显升高。

（3）血脂异常者：高血脂是冠心病主要危险因素之一，特别是高胆固醇和低密度脂蛋白胆固醇增高的人。

（4）有冠心病家族史：由于家族中遗传基因易感性和饮食生活习惯类似，因此风险会增加。

（5）高血压患者：长期高血压且控制不佳，会导致血管损伤，最终进展成冠心病。

（6）吸烟者：吸烟者的心肌梗死发生概率是不吸烟者的 6 倍，而且吸烟量越大，吸烟时间越长，发生冠心病的风险就会越高。

（7）其他：肥胖、糖尿病、缺乏运动、饮食不健康、性格急躁以及长期处于空气质量较差环境的人，也容易发生冠心病。

4. 冠心病可能导致哪些危害？

发生冠心病后，由于心肌不能得到很好的供血，可以导致患者出现活动耐量下降，心绞痛发作，严重者还可以发生心肌梗死、心力衰竭、心律失常等，如果没有得到及时治疗可危及生命。

5. 如何治疗冠心病？

目前还没有根治性的办法治疗冠心病，因此冠心病的治疗是终身的，就像"渠道"需要长期养护一样。冠心病的治疗包括医生指导下的规范药物治疗，健康的生活方式和饮食习惯，规律的运动，保持心理健康，积极的社会活动和职业状态等方面，特别要注意的是，这些治疗需要贯穿一生。

6. 患冠心病后生活中要注意什么？

（1）首先要保持健康的生活方式：主要注意以下几点。

1）合理饮食：饮食中应注意低盐低脂，多进食各种新鲜水果、蔬菜及低脂乳制品。

2）戒烟：包括避免吸二手烟。

3）规律运动（30分钟，每周至少5天）：主要以中等强度有氧活动为主（如快走、慢跑等），并辅以增加日常生活方式活动（如工作时的散步休息、园艺、家务活动）。

4）性生活：如果病情平稳，身体情况允许可以进行性生活，但要注意量力而行。

5）控制体重：将体重指数［体重（千克）／身高（米）^{2}］维持在 18.5～24 千克／米^2。

（2）管理好血脂：定期进行血脂检查。40 岁以下血脂正常人群，每 2 ~ 5 年要检测一次血脂；40 岁以上人群至少每年进行一次血脂检测；心血管疾病高危人群每 6 个月检测一次血脂。血脂异常时要通过生活方式干预和药物治疗控制在正常范围。

（3）加强血糖检测与控制。健康人 40 岁开始每年检查一次空腹血糖及糖化血红蛋白。血糖异常时，要到内分泌专科就诊调节血糖。

（4）控制好血压：18 岁以上健康成人至少每 2 年检测血压 1 次，35 岁以上成人至少每年检测一次，高血压患者在治疗期间每日监测血压至少 2 次，血压平稳后每周监测 2 次，可自行在家监测。但是如果有不适，应立即至医院就诊。普通人血压控制在 <140/90 毫米汞柱，合并糖尿病患者控制在 <130/80 毫米汞柱。

7．心肌梗死是怎么回事？

心肌梗死又称心肌梗塞，是由于心脏的供血突然出现急剧地减少或中断，进而导致心肌缺血、坏死。其最主要的表现是疼痛，多发生于清晨，疼痛部位和性质与原来的心绞痛相同，但程度重，持续时间长，可达数小时或更长，休息或含服硝酸甘油不能缓解。可伴有烦躁不安、出汗、恶心、呕吐、恐惧、濒死感等。也有患者无疼痛，一开始就表现为休克或急性心力衰竭。部分患者疼痛位于上腹部，易被误诊。

8. 哪些情况要注意是心肌梗死的先兆？

心肌梗死发生前会出现一些先兆，如发病前数天有胸部不适感，包括胸口压榨性和窒息样疼痛，可伴左肩、后背、左上肢疼痛，或伴左侧牙痛、喉部紧缩感等；有时无疼痛感觉，表现为胸闷、乏力，活动时心悸、气急、烦躁等。特别是心绞痛发作较以前频繁、严重，硝酸甘油疗效差时，应警惕心肌梗死的可能，此时应立即就诊。

9. 发生了心肌梗死怎么办？

此时时间就是生命。如果确定心肌梗死或者怀疑心肌梗死，应立即平卧休息，如果有急救药品，可以含服硝酸甘油，嚼服阿司匹林，同时立即由家属护送就医，或者直接呼叫救护车。心肌梗死除了常规治疗以外，通常都需要介入治疗以疏通堵塞的血管，挽救更多的心肌细胞。

10. 冠心病需要做哪些检查？

怀疑是冠心病时，需要做的检查包括心电图、动态心电图、运动平板心电图、心脏彩超等，同时抽血检查包括血脂、血糖、心肌酶、肌钙蛋白、脑钠肽，另外还需要做冠状动脉CT或冠状动脉造影等以明确冠脉本身的情况。

11. 冠心病为什么要做冠状动脉造影？

冠心病是负责供应心肌细胞营养和氧气的"管道"，出了问题，通过心电图等方法只能大概估计病变管道的部位，但不够准确。而冠状动脉造影作为目前诊断冠心病的"金指标"，它能够直接显示冠状动脉的情况。通过它可了解到有没有病变，病变的部位、严重程度，同时为下一步治疗方案的确定做准备。

12. 冠心病有哪些治疗方法？

目前冠心病的治疗主要包括药物治疗、介入治疗和冠状动脉旁路移植术（又称冠状动脉搭桥术）。其中药物治疗是基础，不管做不做手术，都要贯穿终生。介入治疗和冠状动脉旁路移植术统称为冠状动脉血运重建术，是通过支架或者血管桥直接改善心肌供血的方法。

13. 冠心病的介入治疗和冠状动脉旁路移植术是怎么回事？

冠心病是由于冠状动脉狭窄导致心肌缺血所致，那么有没有办法直接处理狭窄的冠状动脉呢？目前有两种方法：

（1）介入治疗：是通过球囊扩张狭窄甚至闭塞的冠状动脉管腔后，植入血管支架以保持血管扩张状态，从而达到改善心肌的血流灌注的目的。通常有冠状动脉球囊扩张术，冠状动脉支架植入术等。

（2）冠状动脉旁路移植术：又称冠状动脉搭桥术，主要原理是使用自身血管在主动脉和病变的冠状动脉间建立旁路（"桥"），使主动脉内的血液跨过血管狭窄的部位直接灌注到狭窄远端，从而恢复心肌血供。

14. 哪些情况需要做冠状动脉介入治疗或冠状动脉旁路移植术？

并不是所有的冠心病患者都需要手术，只有血管狭窄比较严重并影响血液供应时才需要考虑。至于是做冠状动脉介入治疗还是冠状动脉旁路移植术，医生会根据病变的血管、狭窄的程度、患者的情况和意愿进行综合考虑。但是如果出现心肌梗死，那就需要急诊手术了。

15. 如何预防冠心病？

冠心病的防治措施，包括两个 ABCDE。第一个 ABCDE 是血管紧张素转化酶抑制药（ACEI）与阿司匹林联合使用，高血压的控制、高血脂的控制、糖尿病的控制，康复教育；第二个 ABCDE 是积极运动、控制体重、戒烟戒酒、合理饮食、保持情绪稳定。

16. 冠心病患者平时需要备急救药物吗？

冠心病患者应随身携带硝酸甘油以备急用。患者及其家属应熟知此药的放置地点，以备急需；药物应贮存在棕褐色的密闭小玻璃瓶中，防止受热、受潮；使用时应注意有效期，每 6 个月须更换药物；如含服药物时无舌尖麻刺烧灼感，说明药物已失效，不宜再使用；服用后，不要站立过久，避免血压急剧下降导致的晕眩或晕厥；长期反复应用可产生耐药性而降低效力，需停用 10 天以上，可恢复有效性。

第四节

高血压

1. 什么是高血压？

高血压又称血压升高，是一种以动脉内压力升高为特征，可诱发或加重心脏、血管、脑和肾脏等器官功能性或器质性改变的全身性疾病。

2. 高血压有什么表现？

高血压可导致头痛、头晕、头昏、头胀、颈胀等表现，严重时损害心脏、血管、大脑和肾脏等器官的功能，出现呼吸困难、水肿、视力障碍、肾衰竭、脑梗死、脑出血、心肌梗死等表现。

然而，绝大部分高血压患者没有任何不适感，甚至血压显著升高时，仍无不适或仅有轻微不适。因此，高血压又被心血管医生称为"无声的杀手"。

3. 如何发现高血压？

既然不能凭自身感觉来判断血压的高低，就需要利用电子血压计，通过诊室血压测量、家庭自测血压或 24 小时动态血压监测来发现高血压。

家庭自测血压或诊室检测血压是测量某一时间点的血压。考虑到血压在一天中的波动性，24 小时动态血压监测能够更加全面地反映血压的真实状态，而且还能发现入睡之后出现的夜间高血压。因此，在条件允许的情况下，最好能够监测 24 小时动态血压。监测时在医生帮助下佩戴好动态血压监测仪器后，受检者可以回家或返回工作场所，继续进行日常活动、工作，监测过程中不要摘取设备，次日可返还给医生。

4. 如何测量血压？

测量前，安静休息至少 5 分钟。坐有靠背的椅子，背靠椅背以充分放松肌肉。椅子尽可能靠近桌子，使自肘关节之前的整个前臂平放在桌子上。双足平放于地面，不跷二郎腿、不抖动双腿。手臂与手掌自然放松，手掌不握拳。测量过程中不说话、不吸烟。

测量血压时，应相隔 1～2 分钟重复测量，取 2 次读数的平均值记录。如果两次收缩压或舒张压的读数相差大于 5，应再次测量，取 3 次读数的平均值作为测量值。同时记录脉搏的次数。首次检测血压时，应测量双侧上臂血压，并以血压读数较高一侧的上臂血压作为最终的测量值。

5. 如何读取电子血压计的测量数据？

使用电子血压计测量的数据包括 3 个数字，第一个是收缩压，第二个紧挨着的是舒张压。血压单位是毫米汞柱。每分钟脉搏的次数会同时或随后显示在血压计的显示屏上。如果在家中自行记录，可将其记录为"收缩压／舒张压，脉搏次数"。

6. 什么是正常血压及正常高值血压？

血压正常值如表 3-2 所示。

表 3-2　血压正常值

分　类	收缩压／毫米汞柱和舒张压／毫米汞柱
正常血压	<120 并且 <80
正常高值	120～139 和（或）80～89

血压正常高值的人群比血压正常人群的心血管风险增加 1 倍以上。而且，其中约一半的个体在 10 年后出现高血压。

7. 如何通过诊室血压来诊断高血压？

在未使用抗高血压药的情况下，累计非同日的 3 次诊室血压测量值，达到收缩压 ≥ 140 毫米汞柱 和（或）舒张压 ≥ 90 毫米汞柱（表 3-3）。

表 3-3　高血压的分级

分　类	收缩压 / 毫米汞柱和舒张压 / 毫米汞柱
高血压	≥ 140 和（或）≥ 90
1 级高血压（轻度）	140～159 和（或）90～99
2 级高血压（中度）	160～179 和（或）100～109
3 级高血压（重度）	≥ 180 和（或）≥ 110
单纯收缩期高血压	≥ 140 和 < 90

注：当收缩压和舒张压分属于不同级别时，以较高的分级为准。

若受检者既往有高血压史，目前正在使用抗高血压药，即使血压 < 140/90 毫米汞柱，仍应诊断为高血压。

8. 如何通过家庭自测血压诊断高血压？

在未使用抗高血压药的情况下，家庭自测血压的高血压诊断标准为达到收缩压 ≥ 135 毫米汞柱和（或）舒张压 ≥ 85 毫米汞柱，与诊室血压的 ≥ 140/90 毫米汞柱相对应（表 3-4）。

表 3-4　高血压的诊断

分　类	收缩压 / 毫米汞柱和舒张压 / 毫米汞柱
诊室的高血压	≥ 140 和（或）≥ 90
家庭自测的高血压	≥ 135 和（或）≥ 85

9. 高血压与哪些因素有关？

（1）遗传：父亲或母亲患有高血压的话，子女出现高血压的机会将比同龄人增多。

（2）体重：超重或肥胖是高血压的重要病因。即使体重没有明显超标，有将军肚的个体也容易出现高血压。

（3）情绪：急性子、易激动、思虑过甚或过于焦虑的个体，以及从事脑力劳动或精神高度紧张的个体容易出现高血压。如果不控制情绪、持续紧张的话，血压往往难以控制。

（4）烟酒：吸烟、长期或大量饮酒都容易合并高血压，加重对心、脑、肾和血管的损害。吸烟的高血压患者发生心血管疾病的风险明显升高。因此，高血压患者最好戒烟酒。

（5）高盐：食盐中含有钠离子。长期高盐（高钠）饮食、吃得太咸容易引起甚至加重高血压。

（6）年龄与性别：高血压的总体患病率与年龄成正比，随年龄增长而升高。女性在更年期前的患病率低于同龄男性，但在更年期后高于男性。

此外，长期应用避孕药、消炎镇痛药、糖皮质激素等药物也可能引起高血压，还有一些高血压继发于其他原因包括肾脏疾病、肾动脉狭窄、内分泌疾病等。

10．如何防治高血压？

健康的生活方式既能预防又能治疗高血压。生活方式干预对降低血压和心血管危险的作用肯定，其主要措施包括：

（1）减少钠盐摄入：每人每天食盐摄入量逐步降至 < 6克，增加钾的摄入有助于降压。限盐措施包括：①减少烹调用盐及含钠高的调味品（包括味精、酱油）；②避免或减少含

钠盐量较高的加工食品，如咸菜、腐乳、咸鸭蛋、火腿、各类炒货和腌制品；③建议在烹调时尽可能使用定量盐勺，以起到警示的作用；④肾功能良好者可选择富钾低钠盐。

（2）合理膳食，平衡膳食：饮食以水果、蔬菜、低脂奶制品、富含食用纤维的全谷物、植物来源的蛋白质为主，减少饱和脂肪和胆固醇摄入。

（3）控制体重：男性理想体重（千克）计算公式为身高（厘米）减去100，理想腰围＜90厘米；女性理想体重（千克）为身高（厘米）减去105，理想腰围＜85厘米。减重有助于降压。

（4）不吸烟：彻底戒烟，避免被动吸烟。

（5）不饮或限制饮酒：高血压的风险随着饮酒量的增加而增加，限制饮酒可使血压降低。建议高血压患者不饮酒。如饮酒，则应少量并选择低度酒，避免饮用高度烈性酒。每天酒精摄入量男性＜25克，女性＜15克；每周酒精摄入量男性＜140克，女性＜80克。

（6）增加运动，中等强度：除日常活动外，每周4~7天，每天累计30~60分钟的中等强度运动（如步行、慢跑、骑自行车、游泳等）。运动形式可采取有氧、阻抗和伸展等，以有氧运动为主，无氧运动作为补充。运动强度因人而异，常用运动时最大心率来评估运动强度，中等强度运动为能达到最大心率［最大心率（次／分）＝220－年龄］的60%~70%的运动。高危患者运动前需进行评估。

（7）减轻精神压力，保持心理平衡：精神紧张会使血压升高。可通过冥想、正念思维、心理疏导和必要时到专业医疗机构就诊来缓解焦虑和精神压力，避免精神压力导致的血压波动。

11. 何时启动药物治疗？

在改善生活方式的基础上，血压仍超过140/90毫米汞柱和（或）目标水平的患者应给予药物治疗。另外，降压药物治疗的时机取决于心血管风险评估水平：心血管风险高危和很高危的患者，应及时启动抗高血压药治疗；中危患者可观察数周，低危患者可观察1～3个月，如血压仍不达标可开始抗高血压药治疗。

12. 降压治疗的目标是什么？

一般血压应降至＜140/90毫米汞柱。能耐受者和部分高危及很高危的患者可进一步降至＜130/80毫米汞柱，但不宜＜120/70毫米汞柱。

65～79岁的老年人，首先应将血压降至＜150/90毫米汞柱；如能耐受，可进一步降至＜140/90毫米汞柱。≥80岁的老年人应降至＜150/90毫米汞柱。

13. 降压达标的速度有差异吗？

除高血压急症和亚急症外，不同的高血压患者，降压达标的速度并不相同。年轻、病程较短的高血压患者，降压速度可稍快，可在用药后 1 个月血压达标；老年人、病程较长、有合并症且耐受性差的患者，为避免血压下降过快引起心、脑、肾等器官供血不足，降压速度则可稍慢，可在用药后 3 个月血压达标。初次服用抗高血压药 2 周左右，血压开始下降；大约 4 周后，药物的降压疗效基本稳定。如果在 4 周后血压仍不能有效下降，应及时就医。

14. 每天应何时服用抗高血压药？

优先使用长效抗高血压药降压，一般每天服用一次，除非医生有特殊嘱咐。可在清晨起床后空腹服用。部分患者因夜间高血压的原因，可在医生指导下于晚上服用抗高血压药。

15. 高血压患者应该多久复诊一次？

初次服用抗高血压药或调整抗高血压药方案的患者，应在一个月后去医院复诊。如果血压已经达标且家庭自测血压达到理想水平的患者，可每间隔 2~3 个月复诊一次。有条件的患者，可在治疗后检查 24 小时动态血压，以全面评估白天和夜间的血压控制情况。对于肾功能受损的患者，需要在复诊时监测肾功能和电解质。

16. 抗高血压药要服用多长时间？

服用抗高血压药的目的是长期、平稳地使血压达标。对于绝大多数高血压患者而言，降压治疗需要长期甚至终身坚持，才能有效地降低脑卒中、肾衰竭或心肌梗死的风险。即使血压控制良好，也不能自行随意减少或停用抗高血压药，必须在医生的指导下进行调整。

第五节
心脑血管疾病合并心理疾病

1. 为什么心脑血管疾病容易出现心理障碍？

由于家庭、社会等因素导致心脑血管疾病患者产生焦虑、抑郁等情绪改变，从而加重心血管疾病。反之，心脑血管疾病也可引起以焦虑、抑郁为主的多种心理障碍。在心血管专科就诊的患者中焦虑、抑郁发病率超过 1/3；12.7% 无法诊断心血管疾病，而精神症状明显，心内科医生对精神障碍患者的诊断率只有 15.9%，漏诊误诊率高达 84.1%。所以针对就诊心血管专科门诊的患者除考虑心血管疾病外，还应注意有无心理障碍。

2. 哪些心脑血管疾病容易引发心理疾病？

（1）冠心病：近半数的冠心病患者伴有焦虑、抑郁，共病率达 29.20%。源于对疾病的恐惧，冠心病特别是急性心肌梗死后易诱发焦虑、抑郁等负面情绪。同时，焦虑、抑郁使冠心病患者的症状加重，治疗效果差，从而加速了病情进展。

（2）高血压：高血压患者中，抑郁的发病率为37.9%，焦虑的发病率为45.8%。高血压后的不良心理状态会导致焦虑、抑郁，与此同时，焦虑、抑郁障碍通过引发自主神经系统功能障碍、影响生活方式，从而引发高血压。女性、老年人、血压控制不良者、合并多种疾病的高血压人群为发生抑郁和焦虑的高危人群。

（3）心律失常：抑郁、焦虑患者由于自主神经不稳定可促发各种心律失常的发生。1/3的心房颤动患者常伴有恐惧、抑郁、焦虑、人格障碍等心理障碍；同时焦虑、抑郁可增加心房颤动的复发率。植入埋藏式心律转复除颤器（ICD）后患者焦虑发生率为38%、抑郁发生率为20%，因此，ICD术后患者精神心理状态应引起临床医生的高度重视。

（4）心力衰竭：慢性心力衰竭患者中抑郁与焦虑障碍的发病率为40.1%，是一般人群的4～5倍，严重影响患者的生活质量及治疗效果。

3．为什么脑卒中后容易出现心理问题？

脑卒中（中风）患者焦虑、抑郁发病率可分别达35.7%、48.4%，脑卒中后患者日常生活能力降低，神经功能失调，家庭、社会和经济环境发生改变，导致心理应激障碍和心理平衡失调，从而引发焦虑和抑郁。反之，焦虑、抑郁也可以影响脑卒中患者神经功能的康复，导致致残率、病死率和复发率增加，严重影响患者的康复和生活质量，给家庭、社会和国家造成沉重的疾病负担。因此，要关注脑卒中后患者的心理问题，特别是防治"中风后抑郁"。

4. 心脑血管疾病伴心理障碍的筛查方法有哪些？

三问法：①是否有睡眠不好，已经明显影响白天的精神状态或需要用药？②是否有心烦不安，对以前感兴趣的事情失去兴趣？③是否有明显身体不适，但多次检查都没有发现能够解释的原因？

3个问题中如果有2个回答是，则80%可能有精神障碍。

5. 心脑血管疾病合并心理障碍怎么办？

（1）及时就医，积极治疗心理情绪障碍。

（2）运动处方：根据病情选择不同的运动频率、强度、时间和方式。一般来说每周3～7天，最好每天，每次30～60分钟中等强度有氧锻炼，如散步、打太极等。

第六节

糖尿病

1. 什么是糖尿病？

当人体内胰岛素分泌不足，或其生物作用障碍，或两者兼有，就会导致人体糖代谢紊乱，从而引起血糖水平升高。以高血糖水平为特征的代谢性疾病即为糖尿病。

2. 糖尿病危害有多大？

糖尿病长期存在的高血糖水平，会引发人体各种组织和器官，特别是心脏、大脑、肾脏、眼睛、血管、神经等的慢性损害和功能障碍，也就是糖尿病并发症。

糖尿病引发的最致命并发症是包括心绞痛、心肌梗死和脑卒中（中风）在内的各种心脑血管疾病。糖尿病会引发肾功能不全，直至肾衰竭，即尿毒症，最终只能做血液透析。

糖尿病会引发糖尿病视网膜病变与糖尿病性白内障，危害眼睛，轻者视力下降，重者可引起失明。

糖尿病会引发周围血管病变，使得肢体疼痛、溃烂和供血不足，进而肢端坏死，导致截肢。

糖尿病会引发周围神经病变和自主神经病变，主要表现为四肢手指脚趾麻木、冰冷刺痛；无汗、少汗或多汗等。

酮症酸中毒和高渗性非酮症昏迷是糖尿病急性并发症，死亡率极高，需紧急救治。

此外，糖尿病患者常常反复发生皮肤感染。

3. 糖尿病的症状是什么？

糖尿病的典型症状是多饮、多食、多尿和体重下降，也就是人们常说的"三多一少"。糖尿病还有一些非典型症状，如皮肤瘙痒、皮肤干燥、易饥饿、视力减退、易疲倦等。另外，出现以下症状也要警惕糖尿病：皮肤反复长疖痈、伤口不能愈合、男性不明原因的性功能减退、下肢麻木和尿中有蛋白等。

4. 哪些人容易得糖尿病？

超重、肥胖、缺乏运动、年龄大于 45 岁、有糖尿病家族史、出生时体重低于 2.5 千克、有异常妊娠的妇女、曾分娩过巨大胎儿的妇女等人群容易得糖尿病。

5. 如何诊断糖尿病？

建议就诊正规医院，让专科医生诊断是否患有糖尿病。当患者出现糖尿病症状（包括多饮、多食、多尿和不明原因的体重下降等典型症状）时，合并以下情况之一者，即可诊断为糖尿病：①随机血糖 ≥ 11.1 毫摩尔／升；②空腹血糖

（空腹状态指至少 8 小时没有进食）≥ 7.0 毫摩尔 / 升；③葡萄糖负荷后 2 小时血糖 ≥ 11.1 毫摩尔 / 升。如果患者没有出现糖尿病症状，却有上述血糖异常，需另日重复检查，以明确诊断。

6. 如何治疗糖尿病？

当前的医疗水平下，糖尿病不能根治，但可以通过教育、饮食、运动、药物和监测等多种手段对糖尿病进行综合管理，控制糖尿病病情，减少并发症，提高生活质量，延长寿命。

目前，抗糖尿病药种类繁多，作用机制各不相同，每种抗糖尿病药的降糖强度、适合人群和不良反应各不相同。而且每位糖尿病患者的病情都不一样，不能拿别人的经验生搬硬套到自己身上。建议就诊正规医院，让专科医生制定糖尿病药物治疗方案。另外，糖尿病患者不一定要终身用药，但一定要终身治疗。一定要遵从医嘱，不要随意改动和停止药物治疗方案。如果擅自随意停药，极有可能导致血糖水平再次升高，甚至引发并发症。经过治疗后如果自身体重和各项指征恢复正常，并且血糖控制良好的情况下，在征得医生同意后可以逐渐减少药量，进而停药一段时间，不可突然直接停药。停药期间也需保持足够的警惕性。

7. 糖尿病患者该掌握哪些相关知识？

第一，学习糖尿病知识的正确渠道是正规医院、社区卫生服务中心和正规媒体等，不要从小广告、非法医疗机构和非正规媒体等错误渠道学习。

第二，必须认识到糖尿病的危害，积极配合治疗，监测血糖变化，有效控制血糖。同时还要做一些力所能及的事情，了解运动的好处，克服依赖心理，提高自理能力等。

第三，要记得糖尿病的血糖控制目标。空腹血糖要达到4.4～7.0毫摩尔/升，非空腹血糖＜10.0毫摩尔/升，糖化血红蛋白＜7.0%。

第四，要正确应对不良情绪。要相信只要积极配合治疗，可以有效控制血糖，延缓或减少并发症的发生。而焦虑或抑郁的不良情绪可导致血糖波动，影响降糖效果。

第五，要走出理解误区，要明确哪些关于糖尿病的认识是错误的，如"糖尿病是吃糖太多了才得的""得了糖尿病不要紧""我的身体很好，肯定不会得糖尿病"，等等。

第六，要清楚低血糖的表现，如手抖、发抖、出汗、面色苍白、脉搏快、嘴唇发麻、容易惊慌、视物模糊等，并学会及时处理：进食15克含糖食物，等待15分钟。

8. 如何进行糖尿病饮食？

科学的糖尿病饮食包括：合理控制摄入总热量；平衡膳食，各种营养物质摄入均衡；称重饮食，定时定量进餐；少量多餐，通过减少每餐分量，增加用餐次数的方法，减少血糖波动，每天至少进食三餐，并可在10时、16时和睡前加餐，从而增至六餐。

制定科学的糖尿病饮食前，首先要确定每天饮食的总热量。

第一步，计算理想体重和所需热量。理想体重（千克）＝身高（厘米）－105。然后根据实际体重估算体型，实际体重低于理想体重20%以上是消瘦体型，在理想体重±10%之间是正常体型，超过理想体重20%以上是肥胖体型。举例来说，如果身高170厘米，体重80千克，那么理想体重是170－105＝65千克，而体型是（80－65）/65×100%＝23%，即肥胖体型。再根据体型和劳动强度，通过表3-5算出每天每千克理想体重所需热量，则每天所需总热量＝理想体重×每天每千克体重所需热量。按之前的算法，如果是办公室工作者，每天所需总热量为65×（20～25）＝1300～1625千卡（注：1千卡＝4.184千焦，下同）。

表3-5 不同体力劳动的热量需求表

劳动强度	举　例	千卡／（千克理想体重·天）		
		消瘦	正常	肥胖
卧床休息	—	20～25	15～20	15
轻体力劳动	办公室工作、教师、售货员、简单家务	35	30	20～25
中体力劳动	学生、司机、外科医生、体育教师、一般农活	40	35	30
重体力劳动	建筑工、搬运工、冶炼工、重农活、运动员	45	40	35

第二步，计算每天所需食物交换份数。我们将食物按含营养成分分为四大类（八小类），即：①谷薯类；②菜果类（蔬菜类、水果类）；③肉蛋类（豆类、奶类、肉蛋类）；④油脂类（坚果类、油脂类）。同类食物之间可互换，非同类食物之间不得互换。然后每份食物热量为90千卡，每食物交换份的种类和重量见表3-6。那么，每天所需总热量÷90千卡＝食物份数。例如，每天所需总热量为1300～1625千卡，除以90千卡便等于14～18份食物份数。可选择16份食物份数，总热量1400千卡。

表3-6　每90千卡热量食物交换份的种类和重量

谷薯类	大米	小米	玉米粒	面粉	挂面	油条	馒头	窝窝头	土豆	凉粉
重量/克	25	25	25	25	25	25	35	35	100	150

蔬菜类	大白菜	菠菜	韭菜	番茄	冬瓜	茄子	豆芽	萝卜	青椒	胡萝卜
重量/克	500	500	500	500	500	500	500	400	400	200

水果类	香蕉、荔枝	梨、桃、苹果	橘、柚	猕猴桃	李子	葡萄	草莓	西瓜
重量/克	150	200	200	200	200	200	300	500

豆类	腐竹	大豆	豆粉	豆腐干	豆腐	豆浆
重量/克	20	25	25	50	150	400

奶类	奶粉	脱脂奶粉	奶酪	牛奶	无糖酸奶
重量／克	20	25	25	160	130

肉蛋类	香肠	午餐肉	猪肉	牛肉	鸡肉	鸡蛋	鸭蛋	草鱼	对虾	海带
重量／克	20	35	50	50	50	60	60	80	80	350

坚果类	核桃	杏仁	花生米	葵花子	西瓜子
重量／克	25	25	25	25	40

油脂类	植物油	猪油	黄油
重量／克	10	10	10

第三步，合理分配一日三餐。计算好每天所需总热量以及食物份数之后，接下来就要将这些热量合理分配到一日三餐中。一日早／中／晚三餐最常见的分配方案为 1/5、2/5、2/5 或 1/3、1/3、1/3。我们以 16 份食物份数为例，主食、辅食各 8 份，主食即为谷薯类，辅食即为菜果类、肉蛋类和油脂类，分别为 1 份、5 份和 2 份，早／中／晚三餐各占 1/3，具体方案见表 3-7。

表 3-7　食物分配方案举例

食谱内容	食物交换份	早餐／份	午餐／份	晚餐／份
谷薯类	8	2.5	3	2.5
菜果类	1	0	0.5	0.5
肉蛋类	5	2	1.5	1.5
油脂类	2	0.5	1	0.5

另外，营养分配也要均衡，我们常说的三大营养素是碳水化合物、脂肪和蛋白质，所占的比例分别为碳水化合物占50%～60%，脂肪≤30%，蛋白质占15%～20%。同时，食物来源还需多样化，以保证膳食平衡。

　　谷薯类是主食，也是能量的主要来源，包括谷类和薯类，每天应该吃250～400克，粗细搭配，全谷物（未精细加工的燕麦、荞麦、小米等）宜占主食摄入量的1/3。切记"不吃或少吃主食可以更好地控制血糖"这种说法是错误的！土豆、山药、玉米、芋头等可以代替主食，要在主食中减去相应的热量。

　　食物血糖生成指数（GI）是指一种食物能够引起人体血糖升高多少的能力。高 GI 食物进入胃肠后消化快、吸收率高，血糖容易升高，而低 GI 食物在胃肠中停留时间长，吸收率低，血糖比较低。因此，糖尿病患者应该尽量选择 GI 低的主食，如糙米、小米、黑米等，而对于白米饭、白馒头、白面条、白面包等高 GI 主食，尽量少吃。

　　保证蔬菜的摄入，每天蔬菜摄入量要达到300～500克，午餐和晚餐都要有新鲜蔬菜。但要限制炒菜用的油量，一般每人每天25毫升。

　　糖尿病患者吃水果的前提条件是血糖控制比较理想（空腹血糖＜7.8毫摩尔/升，餐后血糖＜10.0毫摩尔/升，糖化血红蛋白＜7.5%）且病情稳定（不经常出现高血糖或低血糖），并且只能食用含糖量较低的水果（猕猴桃、鸭梨、柠檬、李子、草莓、枇杷等）。吃水果的最佳时间是两餐之间，不能在餐后立刻吃水果，否则会使血糖水平更高。

肉蛋类可以提供优质的蛋白质，尽量选择脂肪含量低的瘦畜肉或禽肉，可适当多吃一些鱼类；少吃烟熏、烘烤、腌制等加工肉类制品；动物内脏含胆固醇较高，不宜过多食用；建议每天吃半个至 1 个鸡蛋；奶类宜选择无糖、低脂奶制品，每天保证 300 克；重视大豆及豆制品的摄入，每天推荐量 25～35 克豆类制品。但肾功能受损的糖尿病患者应限制蛋白质的摄入量，宜限制在每千克体重 0.8 克以下，并且以优质动物蛋白为主。

每天油脂类摄入量应不超过 25～30 克，尽量选择葵花籽油、豆油、玉米油、橄榄油、茶油、菜籽油等，应经常更换烹调油的种类。还需警惕看不见的油脂——坚果类，例如，15 粒花生米或一小把瓜子约等于 10 毫升油。每天食盐的摄入量不应超过 6 克，一啤酒瓶瓶盖的盐约等于 6 克。

推荐足量饮用白开水，每天饮水 1500～1700 毫升，也可以选择淡茶或咖啡。

饮酒会让血糖难以控制，最好不要饮酒。如果不能戒酒，每周不要超过 2 次，每次饮酒男士不得超过两份标准量，女士不得超过一份标准量。一份标准量含酒精 15 克，大约为啤酒 350 毫升，红酒 150 毫升，白酒 42 毫升。饮酒后应扣除相应能量的主食，一标准量酒约等于 25 克主食。切记不要空腹饮酒，容易引起低血糖。

控制进餐速度，注意细嚼慢咽。养成先吃蔬菜，再吃肉蛋，后吃主食的进食习惯。

推荐的食物烹调方法包括炖、清蒸、烩、凉拌、煮、汆、煲等，因为食物营养成分损失少，不增加脂肪，容易消化吸收，清淡爽口。不推荐的食物烹调方法包括炸、煎、红烧等，因为对食物中的蛋白质、维生素破坏多，肉中脂肪过度氧化，产生致癌物，增加食物热量。

定期接受医生和营养师的个性化专业指导，频率至少每年四次。

9. 糖尿病患者如何进行运动？

运动强度应循序渐进，由低到高，还要量力而行，因人而异。应根据自身年龄、身体情况、爱好和环境条件等选择适合自己的运动方式、强度和时间。同时还需持之以恒，不能三天打鱼两天晒网。

合理的运动频率建议每周3~7次。如果每次的运动量较大，可间隔一两天，但不要间隔超过3天。如果每次运动量较小且身体允许，则每天坚持运动最为理想。宜在早餐和晚餐后一小时开始运动，此时血糖高，不易发生低血糖。而餐后立刻运动，不利于食物的消化吸收。建议每次运动的时间为30~60分钟。

有氧运动是保持身心健康最科学和有效的运动方式，能提高心肺功能，使全身组织器官均得到良好的氧气和营养供给，包括散步、打太极拳、骑自行车、慢跑、游泳等。

空气质量和自然环境是影响情绪及运动效果的重要因素。因此，还要选择合适的运动环境，如公园、草地等，避免不合适的运动环境，如雾天、雨天、有大量粉尘飘浮的建筑工地等。

在运动过程中，需注意心率变化及感觉，如轻微喘息、出汗等，以掌握运动强度。监测心率是把握运动强度最简便易行的方法，如果运动时心率＝170－年龄，就意味着已经达到了适宜的运动强度。

若运动时出现乏力、头晕、心慌、胸闷、憋气、出虚汗，以及腿痛等不适，应立即停止运动，原地休息。若休息后仍不能缓解，应及时到附近医院就诊。

在运动即将结束时，建议再做5～10分钟的恢复整理运动，并逐渐使心率降至运动前水平，而不要突然停止运动。在每次运动结束后应仔细检查双脚，若发现红肿、青紫、水疱、血疱、感染等，应及时请专业人员协助处理。

10. 如何进行糖尿病监测？

糖尿病监测中最常用和重要的指标是血糖。可选择一天中不同的时间点，包括餐前、餐后2小时、睡前及夜间（一般为凌晨2～3时）进行监测。其中，如果血糖水平很高或有低血糖风险（老年人、血糖控制较好者等），适用于餐前血糖监测；如果空腹血糖已获良好控制，但是整个血糖控制仍不能达到治疗目标，适用于餐后2小时血糖监测，应关注从第一口饭算起的餐后 2 小时血糖水平；如果正在注射胰岛素，特别是注射中效或长效胰岛素，适用于睡前（晚上 10 时左右）监测血糖；如果进行胰岛素治疗后，血糖水平已接近治疗目标，但空腹血糖仍然较高或经常发生夜间低血糖，适用于夜间（凌晨 3 时左右）监测血糖。另外，当尝试新的饮食方案、不能规律进餐、情绪波动、自我感觉不适等情况时，均需要进行自我血糖监测。

建议建立自己的血糖监测日记，包括血糖、饮食、运动等多方面信息，这样能更好地评价血糖控制趋势及药物、饮食和运动对血糖控制的影响，指导治疗方案的优化。

除血糖外，建议每月查一次体重、血压、腰围／臀围；每 2 ~ 3 个月查一次血脂、糖化血红蛋白、足背动脉搏动及神经病变；每半年至一年查一次眼底、肾功能、尿微量白蛋白排泄率、心电图。必要时做胸部 X 线检查、口服葡萄糖耐量和胰岛素释放试验。

11．如何面对糖尿病？

糖尿病是一种公认的身心疾病，要治"糖"先治"心"。面对糖尿病，应保持健康的心理。保持心理健康可帮助您乐观面对生活，摆脱不良情绪，提高抵抗力和治疗效果。健康的心理包括以下几个方面：①正确认识疾病，糖尿病是一种慢性进展性疾病，只要正确、有效地治疗，血糖达标了，就能明显延缓或减少并发症；②客观接受病情，树立起长期与疾病作斗争的信心；③保持乐观的心态，要用乐观主义精神与糖尿病作斗争，战略上蔑视，战术上重视。

第七节

痛风

1. 什么是痛风？

痛风是由于高尿酸导致关节炎症，常表现为关节红、肿、热、痛，最常发病的关节是大脚趾，此外手部的关节、膝盖、肘部等也可以受到累及而发病。

2. 痛风是怎么产生的？

痛风与尿酸升高关系密切。什么情况会诱发痛风发作呢？痛风的发病诱因主要是暴饮暴食，尤其是大量食用富含嘌呤的食物，即高嘌呤饮食后引起痛风关节炎的急性发作。啤酒为最常见的诱因，其次为海产品及动物内脏，虽然豆制品中嘌呤含量不是最高，但进食过多也会诱发痛风的发作。嘌呤与尿酸是什么关系呢？最简单的解释就是：嘌呤代谢产生尿酸，尿酸升高引起痛风。

3. 痛风如果控制不好会导致哪些危害？

如果没有及时治疗，拖延的后果是疼痛感将越来越强，让人难以忍受，不仅如此，关节本身也会受到损害，严重的会发生肾结石甚至是肾衰竭，危及生命。因此，必须规范化治疗痛风，避免并发症，提高生活质量。

4. 如何治疗痛风？

（1）药物干预：当出现下列情况之一需要服用药物治疗。①高尿酸血症（血尿酸超过530微摩尔／升）；②痛风急性发作1次以上；③痛风石形成；④慢性持续性痛风关节炎；⑤尿酸性肾石病，肾功能受损。如果出现上述情况应该及时就医进行规范的痛风治疗。

（2）血尿酸控制目标：血尿酸<360微摩尔／升能有效防止痛风的发生及复发；血尿酸<300微摩尔／升可以减少甚至使痛风石消失，可预防关节破坏及肾损害。

5. 痛风的生活方式的调整及自我管理包括哪些内容？

生活方式的调整：管住嘴、迈开腿、控体重、多饮水。

（1）管住嘴：体内20%的血尿酸来源于食物，控制饮食可在一定程度上起到降尿酸和预防痛风急性发作的作用。①少食用高嘌呤食物，如动物内脏、浓汤、肉汁、海鲜。②多吃新鲜蔬菜、水果（豆类和豆制品所含的植物蛋白不容易被人体消化吸收，尽量少吃）。③避免酒精饮料（特别要避免饮用啤酒）。④牛奶、鸡蛋、瘦肉等是优质蛋白，要适量补充。嘌呤易溶于水，肉类可煮沸后去汤食用，避免吃炖肉或卤肉。

注意：严格控制饮食只能轻度降低血尿酸，不能只吃蔬菜、水果，否则会因为饥饿、乳酸增加，痛风更容易发作。

（2）迈开腿：坚持适量运动，痛风患者比较适宜有氧运动，如快走、慢跑。①运动量要适中。控制心率为：170减去年龄（有氧运动最大适宜心率）。②运动要循序渐进，首次运动时间15分钟；持续2周增加到30分钟；再过2周增加到45分钟，可一直保持。因故暂停运动后又重新开始运动要重新计算运动时间。③每周运动3次以上即可。

（3）控体重：控制体重、使体重达标可有效预防痛风的发生。超重或肥胖就应该减轻体重，减轻体重应循序渐进，否则容易导致酮症或痛风急性发作。

（4）多饮水：每天饮水2000～3000毫升，增加尿酸排泄。以水、碱性矿泉水、果汁等为好，不推荐浓茶、咖啡、碳酸饮料。

（5）积极治疗与血尿酸升高相关的代谢性危险因素：积极控制高脂血症、高血压、高血糖、肥胖和戒烟，是痛风治疗的重要组成部分。

（6）痛风的定期复查：定期复查是痛风规范治疗很重要的一个环节，是提高治疗效果、改善生活质量的重要手段。在调整降尿酸药物过程中，每月查一次尿酸，尿酸测定是调整药物剂量的依据。保留好每一次的各种检查报告和记录，给以后的诊断作参考。

复查规定项目，密切关注各项指标，可以减少药物使用量，减少药物副作用的伤害，提高治疗效果。

3～6个月复查一次的项目：血常规、尿常规、肾功能。

6～12个月复查一次的项目：肝功能、血糖、血压、消化系统 B 超、泌尿系统 B 超。血压、血糖如果异常就需要每天监测。

〔附〕食物中嘌呤的含量表

第一类 含嘌呤高的食物	动物内脏：肝脏、肾脏	海鲜：沙丁鱼、凤尾鱼	其他：斑鸠、鹅、肉汤
第二类 含嘌呤中等的食物	鱼类：鲤鱼、鳝鱼	肉食：猪肉	禽类：鸭子、鸽子
第三类 含嘌呤较少的食品	鱼蟹类：青鱼、鲱鱼	肉食：羊肉、牛肉、鸡	蔬菜：芦笋、四季豆、菠菜
第四类 含嘌呤很少的食物	粮食：大米、小麦	蔬菜：白菜、卷心菜、胡萝卜	水果：各种水果

第八节

颈椎病和腰椎病

1. 什么是颈椎病和腰椎病？

颈椎病和腰椎病，常合称颈腰椎病，是一类以脊柱椎间盘退行性病变为基础的病程较长、反复发作的慢性疾病。其中，颈椎病包括颈椎骨关节炎、增生性颈椎炎、颈神经根综合征、颈椎间盘突出症等，腰椎病包括腰椎间盘突出症、腰椎管狭窄症、腰椎滑脱、腰椎侧凸、腰肌劳损、椎间盘源性下腰痛等。

2. 颈椎病和腰椎病有哪些危害？

在现代日常生活中，颈腰椎病已经成为上班族和中老年人群中最为常见的职业病和多发病之一，仅在我国的发病率就高达 15% 以上，且致残率较高。而且，颈腰椎病发病率正呈现逐年升高的趋势，发病人群愈发年轻化、低龄化。年龄大于 50 岁的人群，40% 以上颈、腰部有活动受限情况，其中 60% 会产生颈、腰椎病变，出现病症，10%～15% 最终会发展为瘫痪。

颈椎病会导致患者脑供血不足和脑血管硬化，出现头晕、头痛、视力下降、眼花、耳鸣、胸闷、心烦等症状，随着病情加重，可形成健忘、脑萎缩、脑梗死、脑卒中等，并可影响胃及心血管。颈椎病也会导致患者出现颈肩酸胀僵痛、颈部活动受限、无法低头、手脚酸软无力等症状。如果颈椎病不断加重，可导致患者出现眩晕，手脚麻木疼痛，甚至大小便失禁、瘫痪、失聪和失明等。

腰椎病会导致患者出现一系列神经受损症状和体征。最常见和最早出现的是腰腿痛，一般为突发起病，呈单侧钝痛、酸痛、痉挛性剧痛或压痛，多伴有腰部活动受限、无法弯腰、腰肌劳损，寒冷潮湿天气或劳累后病情加重。压痛点多在受累椎间隙旁，并向患侧小腿或足部放射。患者症状还包括会阴部麻木刺痛，大小便功能和性功能障碍。严重者可出现大小便失禁和性功能丧失。患者还会出现感觉障碍和运动障碍，例如感觉过敏、减退或消失，下肢麻木、发凉、无力，尤其足趾远端为重，甚至行走困难、跛行、无法直立。受损神经所支配的肌肉可见肌力减弱及肌肉萎缩，有的甚至完全瘫痪。部分患者还会出现脊柱畸形，可见腰椎生理曲线减小或消失，严重者可出现后凸畸形。

3．哪些人群易患颈椎病和腰椎病？

（1）从年龄讲：中老年人患颈腰椎病较多。

（2）从职业讲：长期保持固定姿势，如低头伏案工作或久站久坐者易患颈腰椎病。例如办公室职员、电脑操作员、会计、打字员、司机、教师、外科医生和重体力劳动者等，这些职业工作人员的颈腰椎病发病率高达 60% 左右。

（3）从睡眠姿势讲：喜欢高枕睡眠、有反复落枕病史和睡眠体位欠佳者易患颈腰椎病。高枕睡眠时，头部的受力点在头的枕后位，长期如此，能改变颈部生理曲线，使肌肉紧张、颈椎压迫血管或神经。

（4）从外伤讲：有颈、腰部外伤史的患者易患颈腰椎病。交通事故、运动性损伤和不适当的体育锻炼可导致颈、腰椎损伤，从而诱发颈腰椎病。

（5）从先天性讲：有颈椎先天性畸形者，如先天性椎管狭窄、先天性椎体融合和第 7 颈椎横突肥大等，易患颈腰椎病。

（6）从精神因素讲：情绪不好可加重颈腰椎病，而颈腰椎病加重或发作时，患者情绪往往更不好，很容易激动和发脾气，导致颈腰椎病症状更为严重。

（7）从不良习惯讲：吸烟会加重颈、腰部疼痛，与颈腰椎病发生相关。

4. 如何预防颈椎病和腰椎病？

（1）改变不良的生活和工作方式：合理饮食，控制体重，合适休息，适度功能锻炼，避免久站久坐，避免直腿弯腰搬重物，避免直接上举抬重物，保持乐观心理，戒烟限酒等。

（2）保持良好站姿：站立时，两眼平视，下颌稍内收，胸部挺起，腰背平直，小腿微收，两腿直立，两足距离约与骨盆宽度相同。不要扭腰侧身站立。

（3）保持良好坐姿：就坐时，选用合适靠椅，并加腰垫，尽可能保持自然端坐位，不要斜靠椅背，不要弯腰驼背。调节桌、椅之间的高度比例，避免头颈部过度后仰或前倾、前屈，保持脊柱正常生理曲线。长期使用电脑的职业人员，可以把电脑摆高至与眼睛同高，避免长时间低头看电脑。避免看书、看电视倚着沙发，或半躺半靠在床头等不良姿势。

（4）保持良好睡姿：选择符合颈椎生理曲线的质地柔和

的枕头。仰卧位颈部应枕在枕头上，不能悬空，使头部保持略后仰，高度依据个人情况而定，一般为 12～16 厘米。这样，枕头的支点与颈背部弧度相适应，才能衬托颈曲，以保持正常的生理曲线状态。侧卧位时，仍应将颈部置于枕头上，使枕头的支点位于颈侧部的中央处，整个枕头的高度应与肩同高。

（5）注意工间休息：每工作一段时间后，一般在 30 分钟左右，需要休息一下，以进行防治和缓解颈、腰部不适的原地运动。

（6）运动防治：将运动融入生活中，而非独立生活之外。工作时可依实际情况进行一些原地运动，休息时可多做一些颈、腰部保健操。科学锻炼，循序渐进，避免拉伤颈、腰部肌肉。

5．如何防治和缓解颈部不适？

（1）颈部屈曲：将头部向前移动，使下巴接触胸部，脸部向下看向地板，保持 3～5 秒。通过位于颈部前方肌肉的收缩来辅助颈部屈曲，颈部屈曲同时伸展颈椎后部肌肉。重复练习 10 次。

（2）颈部伸展：将头部向后拉并向后倾斜，使得脸部朝向天花板向上看，维持 3～5 秒。重复练习 10 次。该运动必须缓慢进行，以防止关节受伤。

（3）颈部旋转：头部从中间位置缓慢转向一侧，维持

3～5秒，再将头部旋转到对侧，维持3～5秒。每侧重复锻炼10次。

（4）头部侧倾：头部尽可能向一侧倾斜，但不要旋转头部，眼睛保持直视前方，将耳朵贴在肩膀上，维持3～5秒。再将头部倾斜到对侧，维持3～5秒。每侧重复锻炼10次。

（5）颈部收缩：颈部向前或向后缩回，向前滑动的距离是向后滑动的3～4倍。重复前后伸展10次。

（6）肩部收缩：手臂在肘关节处弯曲并保持在上腹部前方的静止位置。当手臂在肘关节处弯曲时，通过将手接触到相对的肩部来实现向前收缩运动，维持3～5秒。重复练习10次。

如果以上运动引发疼痛、头晕或眩晕，则停止运动，并咨询医生。

6．如何防治和缓解腰部不适？

如站位则保持体位不变，如坐位则起来站立，双脚微宽于肩，不要弯曲膝盖，将两手肘和双手背到后面，向前推骨盆，上半身向后伸，下腭不要往上抬，吐气，坚持3秒，重复10次。

第 四 章

睡眠调节与心理健康

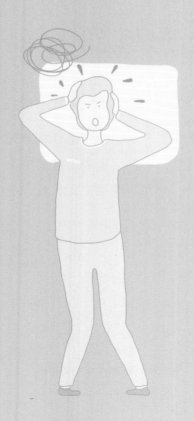

第一节

健康睡眠与调节

1. 睡眠有哪些作用？

良好的睡眠是维持体力和健康的基础。睡眠对维持机体健康的作用可以表现为以下几个方面：保存能量、促进代谢产物的排出、增强免疫力、促进生长、修复创伤、增强学习能力、增强记忆。除此之外，还能保持身体健康，改善机体胰岛素抵抗和维持血糖水平的稳定，降低人体罹患糖尿病的风险；维持正常的血压，降低人体罹患心血管疾病的风险；此外，睡眠过程中脑内神经元的代谢废物会被清除，降低人体罹患阿尔茨海默病的风险。

2. 怎样的睡才是"睡得好"？

实际生活中，睡眠的质量可以用下列标准进行衡量：

（1）入睡快，上床后 5 ~ 15 分钟进入睡眠状态。

（2）睡眠深，睡中呼吸匀长，无鼾声，不易惊醒。

（3）睡眠中无惊醒现象，梦少，很少起夜。

（4）起床快，早晨醒来身体轻盈，精神好。

（5）白天头脑清晰，工作效率高，不困倦。

如果符合这些标准，那么就可以放心地给自己的睡眠贴上合格的标签了。

3．睡眠障碍有哪些表现？

失眠是最为常见的睡眠障碍，是指各种原因引起的入睡困难、睡眠深度或频度过短、早醒及睡眠时间不足或质量差等，在人群中有较高的发生率。据统计，全球约30%的人群有睡眠困难，10%以上存在慢性失眠。失眠常会伴随一些其他症状，如多梦、宿醉、日间疲乏，精神症状如焦虑、抑郁，躯体症状如头痛、消化不良等。有的失眠者自己感觉失眠，但是旁人观察或睡眠脑电图检查却没有发现睡眠异常，称为主观性失眠或无睡眠感。

睡眠呼吸障碍也是很常见的一种睡眠障碍，临床表现有夜间睡眠打鼾伴呼吸暂停和白天嗜睡。可增加冠心病、糖尿病，以及心脑血管疾病的发生率；可导致白天过度嗜睡，注意力、警觉性以及记忆力下降；夜间打鼾影响床伴的休息，引发家庭矛盾；还可导致交通事故发生率的升高。

另外，夜间的行为异常，包括睡行症（即梦游症）、周期性肢体运动、不宁腿（安静状态下有动腿的强烈愿望，伴随腿部不适感）、睡瘫症、夜间梦话、磨牙、夜间遗尿，甚至长期噩梦，都有可能是睡眠障碍。睡眠障碍的表现不仅在晚上，白天也会有症状且容易被人们忽视，譬如有患者白天总感觉想睡觉，轻则精神恍惚、注意力不集中；重则只要是全神贯注的场合便会无法控制地睡着。如果出现上述症状的人群，最好做多导睡眠图监测以明确诊断，以便及早进行治疗。

4. 睡眠障碍是怎么造成的？

造成睡眠障碍的原因有很多，常见的有环境因素，如环境嘈杂、住房拥挤、卧具不舒适、空气污染或噪声、强光的刺激，以及蚊子、宠物的侵扰；行为因素，如不良的生活习惯，如吸烟嗜酒、睡前饮茶、过饥过饱，倒班工作、出差时差等；疾病因素，如冠心病、肺源性心脏病、糖尿病、甲亢、癌症以及各种疼痛，抑郁、焦虑、阿尔茨海默病、脑卒中等；精神因素，如精神创伤、冲突、过度的兴奋、悲伤、愤怒、恐惧等；年龄因素，如老年人入睡时间延长，夜尿多，睡眠浅，易醒；药物因素，如平喘药、利尿药、强心药、抗高血压药、对胃有刺激的药及中枢兴奋药等。而且女性、老年人、城市居民、情绪不稳定及家族中有遗传因素者睡眠障碍更多见。

5. 睡眠障碍有哪些危害？

偶尔失眠对身体并无大碍，但长期的睡眠紊乱会导致机体各系统功能失调，引发或加重多种躯体、精神疾病，严重影响个人健康和社会和谐。还会使人提前衰老，使器官提前进入衰老阶段，出现皮肤松弛、脱发等。例如，影响血管内皮细胞的功能，增加心血管疾病如高血压、冠心病的发生率。增加消化性溃疡的发生率，导致癌症的发生，严重威胁着人类的健康。

长期失眠还会导致人体自主神经功能紊乱，内分泌失调，引起轻重不等的各种精神障碍，使人急躁易怒，沮丧焦虑，令男性阳痿、女性性欲减退等。轻者出现神经衰弱，较重者易导致抑郁症、焦虑症、精神分裂症等精神性疾病的发生。老年人则往往易表现出睡眠障碍、躯体疾病、焦虑、抑郁等。

6. 出现睡眠障碍怎样自我调适？

规律作息、科学午睡、调整环境、戒烟限酒、饮食管理、适量运动以及放松训练和自我催眠。

（1）规律作息、科学午睡：保持规律的睡眠时间和起床时间。如有午睡习惯，需要注意以下几点：①避免饭后马上午睡。中饭不要吃得太饱或太油腻，午睡前应该活动 10 分钟，以便食物消化；再休息 20 分钟左右，然后进行午睡最合适。②午睡要有正确的睡姿。放松全身：正确的睡姿是在头后垫一些柔软的物品做枕头，双脚可以适当地找地方平放，放松下半身，有利于全身的血液循环。可以借助一些"午睡伴侣"，如午睡枕、眼罩、防噪声耳塞，为自己塑造一个安静、放松、舒适的午休环境。③午睡醒后要慢起。午睡醒来后别马上起来，先慢慢地移动身体，腰板坐直，活动一下手脚以及头颈部位，过几分钟再正式进入工作状态。④午睡勿超过1小时。午睡时间一般以30分钟左右最为适宜，若时间太长，晚上反而导致失眠，会严重破坏人体正常的生物节律。

（2）调整环境：改善睡眠环境，卧室温度以20 ℃～23 ℃为宜，温湿度过高或过低都会影响体感舒适度；睡前拉好窗帘，必要时准备一副隔音耳塞，以减少光线和噪声对睡眠的影响。

（3）戒烟限酒：尼古丁作为一种中枢神经系统的兴奋药，可增加机体的兴奋性，导致血压增高、心率加快和刺激脑电活动，对睡眠造成不利影响。睡前喝酒虽能缩短入睡时间，但会使睡眠变浅，浅睡眠时间延长，中途醒来次数也就增多，使睡眠变得断断续续，也会引起失眠与多梦，使总的睡眠质量下降。所以，戒烟限酒对于睡眠是很重要的，即使饮葡萄酒，也最好控制在50毫升以下，而且不应太晚饮用，否则还是会影响睡眠的。

（4）饮食管理：对于失眠患者来说，饮食要定时定量，每餐进食以吃八分饱为宜，晚餐不宜过饱也不宜过少。平时饮食以清淡易消化、富有营养为原则，尽可能少食油腻和辛辣刺激性的食物，宜多摄入一些富含蛋白质、钙及色氨酸的食物，可有意识地选用一些安神补脑的食物，如小米、小麦、核桃、莲子、百合、牛奶、红枣、紫菜、黑木耳等。晚睡前忌喝浓茶、浓咖啡等具有兴奋作用的饮料。

（5）适量运动：适当的运动锻炼能改变失眠患者的精神

面貌，解除神经、精神疲劳，消除焦虑、易怒、紧张等情绪，使人保持良好的情绪，削弱心理因素对失眠的影响，有助于改善睡眠，消除头晕头痛、心烦急躁、心悸健忘等症状。所以在失眠的治疗中，运动往往是首选的有效措施。对于失眠患者来说，宜选择健身性锻炼项目和放松性锻炼项目，不宜参加强度过大、时间过长的剧烈运动。像前面提到的散步、慢跑、跳绳、太极拳、保健体操等都是很常用的运动调适手段，失眠患者可根据个人的爱好和体力情况进行选择。

（6）放松训练和自我催眠：睡前进行放松训练，如泡个热水澡、听轻松缓和的音乐、看纸质图书等均有助于健康睡眠。有条件时还可以使用芳香助眠，光照疗法，按摩和音乐治疗等放松和催眠方式。

第二节
心理健康与调节

1. 心理健康与睡眠有什么关系？

心理健康是指心理幸福安宁的状态，或指没有精神疾病的状态。具体指一个人有能力去享受生活，拥有良好的心理韧性和应对能力，面对生活中各种各样的问题，可以找到心理平衡，有适度的情绪控制和行为调整。

睡眠障碍患者很可能会伴随一些精神情绪症状，其中以抑郁症状最为常见，其次是焦虑、躯体化、敌对、强迫。睡眠质量、睡眠时间、睡眠效率、睡眠障碍、催眠药物与其躯体化、焦虑和其他因子呈显著正相关，失眠症患者伴有较多的躯体化症状、焦虑情绪和其他情况。若出现不明原因的心烦、不适，在医院各科做过多种检查均未见异常时，应该警惕是否患上睡眠障碍。同时，心理障碍的产生也会影响并降低睡眠的质量。相反，好的睡眠也可以促进心理的调适。

2. 常见的心理健康问题有哪些？

（1）抑郁情绪：抑郁是人体没有能力应对困难时的一种心境，如果持续的与所处境遇不相称的情绪低落，历时数周、数月甚至更长时间则为病理性抑郁。其最重要的特点是患者有丧失感，如兴趣、欲望（食欲、性欲、生存欲等）、自信心、前途、体重均有不同程度的下降或丧失，常伴有思维迟钝、少言、动作减少，对一切悲观失望，对环境毫无兴趣，严重者出现自杀念头或行为。特别需要注意的是抑郁导致的躯体不适或功能的障碍，如头痛、背痛、肌肉疼痛、失眠、疲劳、精力不足、食欲下降、性欲下降、消化不良、体重下降等，患者常常就诊内科，使临床非精神科医生感到困惑甚至导致误诊。

（2）焦虑情绪：焦虑是人体一种正常的情绪反应，适当的焦虑有利于提高机体的警觉水平，应付应激。但过于持久且过于严重的焦虑，影响个体生活或使患者主观感到痛苦，则称为病理性焦虑症状。焦虑患者常表现为无目的、无对象地担心害怕，坐立不安，惶惶不可终日，如有大难临头，不知如何办才好，如热锅上的蚂蚁，找不到出路。同样可以引起躯体不适或功能障碍，最常见于心血管系统、呼吸系统、胃肠道系统、神经系统和泌尿生殖系统。

（3）其他问题：如恐怖、强迫、疑病等也是常见的心理健康问题。有这些方面的困扰时，可以进行积极的心理调适，不能缓解时，要向专业人员求助。

3. 心理健康调适有哪些好方法？

（1）自我积极心理调适：首先是进行认知分析，自己记录下具体的主要的适应不良性认知，并详细罗列支持和反对这些认识的理由。常采取"划界"和"归因"两种程序。划界，是患者学会分清主观想象和客观现实的界线，如"觉得自己不好"并不等于"自己是个坏人"。归因，则为分清因果关系，不把周围环境中发生的无关紧要的现象往自己身上牵扯，减少责怪自己的因素。然后进行自我积极心理鼓励，如"庆幸拥有、等待时间、天无绝人之路"等。一旦改变自己的想法，形成较为正确的适应性认知时，即予反馈性强化，逐步让自己安心生活。

（2）心理稳定化技术："蝴蝶拍"是一种心理稳定化技术，能增加我们的安全感和积极感受。"蝴蝶拍"的基本操作流程如下：①双臂在胸前交叉，双手轮流轻拍自己的臂膀，速度要慢，左一下、右一下为一轮，4～6轮为一组；②停下来，深吸一口气，询问感觉如何；③如果好的感受不断增加，可以继续下一组蝴蝶拍（图4-1）。在进行蝴蝶拍的时候速度要慢，就好像孩提时期母亲安慰孩子一样，轻而缓慢。通过这个动作，我们可以安慰自己。

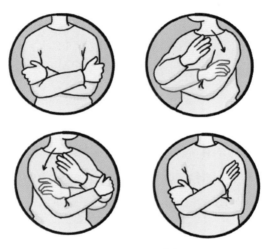

图 4-1　蝴蝶拍

（3）压力管理：锻炼是用于压力管理最简单、最有效的方法之一。运动能使肌肉在一张一弛的条件下逐渐放松，有利于解除肌肉的紧张状态，从而减少不良情绪的发生。运动锻炼过程可使人产生欣快和镇定感；可消除疲劳，使人心情舒畅，具有娱乐性，同时还可增强体质，使人产生成就感。可以每天进行锻炼，每次以连续锻炼30分钟，达到最高心率的 60% ~ 75% 为宜。以下介绍几种常用的运动形式：

1）散步运动：散步运动是指闲散、从容地行走。俗话说"饭后百步走，能活九十九"，"每天遛个早，保健又防老"等。散步应注意循序渐进，持之以恒，宜缓不宜急，应顺其自然，以身体发热、稍微出汗为宜。

2）慢跑运动：慢跑又称健身跑，跑步时全身肌肉放松，两手微微握拳，上身略向前倾，上臂与前臂成直角，两臂自然前后摆动，两脚落地要轻，呼吸深长而均匀，并配合步伐节奏。同样慢跑运动也应循序渐进，以全身感到微热而不感到疲劳为宜。

3）太极拳：太极拳其动作刚柔相济，既可练习防身，又能增强体质，防治疾病。它是一项温和的全身运动，对身体各方面都有益处，并适合年老体弱和病情较轻的患者练习，强弱均可，老少皆宜。

（4）放松训练：

1）呼吸训练（腹式呼吸）：把你的双手轻轻地放在腹腔神经丛（肋骨与腹部的分界点）部位做腹式呼吸。当你做了几分钟的腹式呼吸时，身体会变得舒适，并且开始放松；想象能量随着每一次吸气涌入你的肺部，并且立刻储存在腹腔神经丛里；想象这个能量随着每一次呼气，流向你体内的所有部位；在大脑里描绘一下能量流动的过程。每天至少连续练习 5 ~ 10 分钟。

2）渐进放松训练：把注意力放在你的身体上，进行吸气—呼气。内心默念：左手沉，右手沉，手脚沉重感；左手暖，右手暖，手脚温暖感；心儿在缓缓跳动；呼吸通畅了。

第 五 章

心脑血管常见急症的表现及处理

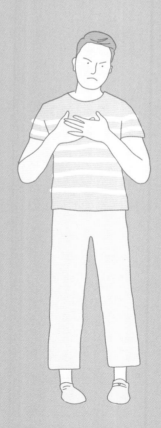

第一节

胸　痛

1. 什么是胸痛？

胸痛是一种常见的症状，且非常多见，任何因素如炎症、血管疾病、外伤、肿瘤等只要使支配胸部的感觉神经受到刺激，就会表现为胸痛。

2. 引起胸痛的常见病因有哪些？

引起胸痛的常见病因有：

（1）肺、胸膜、纵隔疾病：包括肺炎、胸膜炎、自发性气胸、支气管癌、急性纵隔炎、纵隔肿瘤等。其疼痛的特点是部位相对局限，深呼吸或改变体位时疼痛可加重，并伴有咳嗽、咳痰和呼吸困难等症状，X线检查对确诊有帮助。

（2）心血管系统疾病：最常见的为心绞痛和心肌梗死。

（3）胸壁疾病：这种情况也非常多见，如肋间神经痛、肋软骨炎、胸部肌肉劳损、急性蜂窝织炎等。

（4）其他疾病：在某些情况下其他部位的疾病也可表现

出胸痛，如消化系统疾病中的反流性食管炎。急性胰腺炎、胃溃疡穿孔等也可引起胸痛。膈胸膜炎、膈下脓肿、膈疝、肝癌等也会出现胸痛。

3．高危胸痛有哪些？

胸痛分为高危胸痛和非高危胸痛两大类。高危胸痛，顾名思义，为有高度危险、危及生命的胸痛。低危胸痛原因多样，有时难于确诊，但也不会引起严重后果。

高危胸痛的常见情况有急性冠状动脉综合征、主动脉夹层、急性肺栓塞、张力性气胸。以上 4 种情况均表现为起病急骤，胸痛剧烈，需要尽快就医。

4．出现急性胸痛时该怎么办？

（1）保持镇静，不要惊慌。

（2）立即停止一切活动。

（3）服常用药：对于有慢性病的患者，可以吃点常用药缓解。如心脏病患者，胸痛时可以服用一两片硝酸甘油或舌下含服救心丸。服药时一定要记住药名和用量，并把这些信息告诉急救人员。

（4）若患者突然出现意识丧失、脉搏消失，应立即行心肺复苏，同时立即呼叫 120 送到医院救治。

（5）最重要的一点，就近就医就诊！

总而言之，急性胸痛，特别是上述高危胸痛，往往起病急骤、病情变化快、病死率高，而且部分高危患者临床表现并不典型，如不及时就诊，可能延误病情，失去最佳的救治时机，造成严重后果甚至危及生命，因此一旦出现胸痛，特别是疼痛比较剧烈、持续时间长、休息或含服硝酸甘油不能缓解、伴有恶心呕吐、出汗等症状的胸痛，应立即就诊。并且大多数二甲以上医院都有胸痛中心，分别有急性心肌梗死、主动脉夹层和肺栓塞的绿色通道，记住到急诊科就诊！

第二节

头　痛

1. 什么是头痛？

　　头痛是人们脑部出现问题后最常见的表现之一，很多人一生中多多少少都会发生，在不同人身上的情况可能是完全不同的。头痛的原因非常多，脑部的任何病变、全身系统性疾病、精神心理压力和一些扩血管药物等都可以引起头痛。除去部分由于脑部疾病的问题，其他的头痛良性的居多。现代社会工作压力大，发生头痛的频率也逐渐增加，常会影响工作甚至影响正常生活。

2．原发性头痛有哪些类型和表现？

所谓原发性头痛，简单来讲，就是目前的检查手段找不到原因的头痛，大多数头痛往往属于这一类。这类头痛，没有特异性，人群发病率高，有的症状严重，往往影响人的身心健康。原发性头痛具体有以下几类：

（1）偏头痛：是一种反复发作的疾病，头痛常为单侧，往往呈跳动性或搏动性，发作时可伴有恶心、呕吐、畏光、畏声等，典型的偏头痛常常有相对明显的诱因，比如情绪低落、睡眠过多或过少；所处环境：吸烟者过多而导致烟雾缭绕的地方，空间密闭、空气不流通的地方；换季（尤其秋至冬）、较剧烈的活动之后等；女性月经期、服用某些药物或特殊食物或饮料，等等。

（2）紧张性头痛：发作的典型表现为轻度至中度的双侧非搏动性头痛，主要是头顶或者后脑勺、脖子的部位有头皮紧绷、压着的感觉，并伴疼痛，一般不伴有恶心、呕吐等其他症状。紧张性头痛大多见于中青年女性，大多是由生气、焦虑等情绪引起，长期紧绷神经、睡眠不佳而诱发头痛。

（3）丛集性头痛：即三叉神经自主性神经性头痛，这类头痛不太常见，一般表现为突然开始集中时间内头痛，然后突然停止。往往表现为单侧性眼眶、眶上或颞部短暂、剧烈的疼痛发作，常常难以忍受，常伴有上睑下垂、瞳孔缩小、流泪、结膜充血、鼻充血等。

以上几种头痛都是目前的检查手段不能明确病因的原发性头痛，多认为与血管痉挛和脑内神经递质异常有关。

3．继发性头痛有哪些类型和表现？

少数头痛属于继发性头痛，也就是说头痛有因可查，继发性头痛的病因包括颅脑病变、颅外病变、全身性疾病和精神心理因素等神经精神性病变，以及药物不良反应。

（1）颅脑病变：主要包括颅内感染、颅脑血管病变、颅脑占位性病变、颅脑外伤以及其他，如腰椎穿刺或者腰椎麻醉后头痛，等等。

（2）颅外病变：包括颅骨病变、颈部疾病、头面部神经痛以及五官（眼、耳、鼻、齿等）引起的头痛。

（3）全身性疾病：包括急性感染如流行性感冒、肺炎等发热性疾病，心血管疾病、药物等中毒及其他如尿毒症、贫血、中暑等。

（4）精神心理因素：如抑郁、焦虑等精神障碍。

（5）药物不良反应：许多药物的不良反应中有头痛一项。

根据头痛的临床表现，如发病缓急、头痛部位、头痛的程度和头痛的性质，头痛持续时间、缓解因素及伴随的症状，结合头颅 CT / 磁共振、血管造影、脑脊液检查等，对于有器质性病变的头痛，多可以做出明确诊断。

4. 什么情况下头痛该急诊就医？

既往明确的、反复发作的原发性头痛，头痛性质和规律没有改变，不必着急和紧张，常规门诊即可，不必急诊就医，注意遵从医嘱：生活规律、饮食清淡、避免已经发现的各种诱发因素等。

如果伴随以下情况，需立即去急诊就医或拨打 120 进行救治：①昏迷等意识障碍；②严重的呕吐，如喷射样；③抽搐；④呼吸减慢或者呼吸不规律，伴有心律失常；⑤伴有发热或者肢体活动障碍，如偏瘫等；⑥剧烈头痛难以忍受。

总而言之，头痛是一种常见的症状，多数情况下不会引起严重后果，但频繁发作可影响日常生活并造成紧张和焦虑情绪，因此应及时就医，明确诊断，避免延误治疗。

第三节

肢体麻木

1. 什么是肢体麻木？

肢体麻木，是患者感到的一种刺痛感或感觉缺失的异常感觉，是感觉障碍的一种。麻木可以发生在身体的任何部位，但常见于手、胳膊、腿、脚等肢体部位。大多数麻木不会致命，但经常性麻木常伴随脑卒中及肿瘤发生。麻木发生时或发生前一般有引起痛苦的针刺样或烧灼样感觉异常。

2. 肢体麻木提示什么疾病？

导致肢体麻木的原因很多，有的是生理性的，有的则是病理性的。生理性麻木并非病态，如身体某一部位长时间受压，使血液循环受阻所致；而病理性麻木常常由局部血供不足或神经损伤所致，也可因感染、炎症、创伤及其他异常所引起，可能是多种严重疾病的早期信号，应引起重视。

（1）营养缺乏和代谢障碍：B族维生素严重缺乏可引起肢体麻木。常见于长时间的胃肠功能紊乱，消化不良，或严重营养缺乏的患者。

（2）中毒性神经炎：长时间接触含汞、砷、铅或有机磷等的重金属或农药以及呋喃类、异烟肼等化学药品可引起中毒性神经炎，该病初期即可出现手脚麻木感，多伴有疼痛、皮肤蚁行感。

（3）感染性神经炎：有白喉性神经炎、麻风性神经炎等，表现为肢体麻木、肢体感觉丧失。

（4）多发性神经根炎：一种自身免疫性疾病。患者先表现为发热，类似感冒症状，1～2个月后出现手脚麻木，呈对称性。同时产生肢体无力，严重的还会出现瘫痪、呼吸困难。

（5）脊椎骨质增生性麻木：这种麻木在老年人中相当多见，其主要原因是椎骨骨质增生压迫了椎管内神经，有些患者还可伴有肢体疼痛等感觉。

（6）骨髓病性麻木：某些骨髓病的早期，可出现自下而上的肢体麻木，随病情加重而向上发展，进而出现肢体活动不灵等症状。

（7）动脉硬化性麻木：多见于患脑动脉硬化的老年人，由于大脑组织特别是大脑皮质的缺血，大脑的感觉和运动中枢发生了功能性障碍，从而导致相应部位的肢体麻木。这类麻木的特点多为一侧上肢或下肢或半身麻木，一般持续几小时至数天，如不能及时治疗，会发展成半身不遂。还可见于四肢动脉硬化。

（8）自主神经功能紊乱性麻木：这种麻木部位多不固定，呈游走性，时轻时重，患者常伴有焦虑、烦躁、失眠、多梦、记忆力减退、心慌气短和周身乏力等症状，一般多能自愈。

3. 肢体麻木应该做哪些检查？

肢体麻木患者应做下列检查：①脊柱 X 线摄片；② CT 检查；③脑电图检查；④全身性神经系统的全面检查；⑤脑血流图检查。

第四节

心　悸

心悸最简单的定义就是"可以感受到自己心脏的跳动"，很多时候描述为心冲、心慌，可能是心跳加速、心率减慢、心律不规则甚至心率正常。正常人在剧烈运动、精神高度紧张或高度兴奋、大量饮酒、饮浓茶或咖啡、应用某些药物后感到心悸，心悸可以是患者就诊的唯一症状；心脏神经症患者也常因心悸而就诊。

1. 常见的心律失常有哪些？

常见的心律失常包括早搏、心房颤动、阵发性心动过速。

（1）早搏：又称期前收缩，是指在窦性或异位心律的基础上，心脏的某一起搏点较基本心律提前发出异位激动。根据起源部位，心房起源为房性早搏、房室交界区起源为交界性早搏、心室起源为室性早搏。心悸、心脏停搏是早搏的常见症状，部分患者可无任何不适，长期频发可引起心脏扩大和心功能不全。

（2）心房颤动（简称房颤）：房颤是引起心悸最常见的原因，可引起脑卒中及血栓栓塞、心力衰竭、认知功能下降、阿尔茨海默病等，严重威胁着人类健康。房颤在老年人中多见，80 岁以上人群可高达 13% 以上。心悸是房颤最常见的症状，常常伴有乏力、胸闷、运动耐量下降等不适，还可以出现胸痛等症状。房颤可导致心室停搏长、脑供血不足而发生黑矇、晕厥；常常因各种原因应用减慢心率的药物导致黑矇或者晕厥，也可能是房颤患者就诊的首要症状。房颤并发左心房附壁血栓易引起动脉栓塞，其中脑栓塞最常见，是致残和致死的重要原因，其次肠系膜动脉栓塞可引起腹痛、便血。

那么，我们有没有办法预防房颤的发作呢？肥胖、竞技运动、吸烟、饮酒等都是房颤主要的危险因素，减重能预防房颤的发生，健康饮食是预防房颤的关键，还能减少心血管疾病的发生；适当的体育锻炼能有效减少房颤的发生，建议每周进行 150 分钟的中等强度有氧运动，间断进行高强度间歇训练可改善心功能，戒烟、限酒同样是预防房颤发生的重要措施。

（3）阵发性心动过速：阵发性心动过速是一种阵发的快速而整齐的心律，引起心悸的另外一种常见的心律失常，多呈突发突止，发作时表现为心悸、胸闷、焦虑不安、头晕、呼吸困难和意识改变等，值得注意的是，先兆晕厥和晕厥在老年人中较常见；患者感觉心跳得非常快，发作时心率每分钟 150～250 次，持续时间不等。根据发生部位，可分为房室结折返性心动过速、房室折返性心动过速、房内折返性心动过速、不适当性窦性心动过速、室性心动过速等。室上性心动过速在老年人中并不少见，65 岁以上人群患室上性心动过速的风险是年轻人的 5 倍。

2. 心律失常的常用筛查手段有哪些？

（1）体格检查：心脏听诊可发现心律不齐。

（2）心电图检查：心悸时心电图检查可确诊早搏及其类型。

（3）动态心电图：可提高检出率，24 小时心律失常的数量、出现的时间、心律失常类型及其与临床症状的相关性。

（4）长程心电新型检测手段：带有心电监测功能的智能手机、手表、血压计可用来识别心律失常。

3. 感觉心悸时该怎么办？

（1）心悸时不要过于紧张，可能是一种常见的心理反应，也是一种疾病的伴随症状；建议到医院就诊，明确心悸的原因，必要时进行心理评估。

（2）不同患者心悸要区别对待：①年轻人出现心悸，可能是由于熬夜等不规律生活所致；若是在运动后出现心悸，则为正常现象。②年轻人或是中年人无特殊原因出现心悸，伴有手抖、出汗、怕热，食量增大却消瘦，应警惕甲亢等疾病。③老年人伴有食欲减退、呼吸困难、水肿则应注意心脏疾病导致的心悸，及时去医院就诊。

（3）症状不同处理不同：①若心跳突然加快，持续数分钟或数小时，可自行停止，发生的频率由少到多，建议在心悸时去就近医院做心电图检查。②老年人感觉心悸，自行触摸脉搏，若脉搏节律明显不齐，可能存在房颤，建议做心电图以明确诊断。③偶尔的心跳异常，心电图检查难以发现，可进行动态心电图检查。④若出现晕厥，建议立即送医就诊。

心悸的原因多种多样，可以见于正常人，也可以是心肺疾病的伴随症状，明确诊断，不同患者处理策略存在差异。

第五节

呼吸困难

1. 什么是呼吸困难？

呼吸困难是指患者主观感觉空气不足、气急或呼吸费力，客观表现为呼吸运动用力，严重者鼻翼扇动、张口耸肩、需坐位呼吸甚至口唇紫红，或有呼吸频率、呼吸深度、呼吸节奏的不正常。

2. 呼吸困难主要有哪些种类和表现？

（1）肺源性呼吸困难：异物、肿瘤压迫等导致呼吸道阻塞继而吸气困难，表现为吸气费力，吸气时喘鸣音且胸骨上窝、锁骨上窝和肋间隙凹陷；哮喘、肺气肿等会导致呼气困难，表现为呼气费力、呼气时间延长伴有喘鸣音；严重的肺炎、大量的胸腔积液等导致的混合性呼吸困难则兼具上述特点。

（2）心源性呼吸困难：主要见于心力衰竭，表现为活动后出现，休息后稍缓解，平卧时加重而坐立时缓解，可咳出粉红色痰液或类似哮喘的喘息状态。

（3）中毒性呼吸困难：全身酸中毒时表现为呼吸深大，呼出气体尿味（尿毒症）、烂苹果味（糖尿病酮症酸中毒）；镇静安眠麻醉类药物可导致呼吸节律不正常，呼吸浅而慢。

（4）精神神经性呼吸困难：颅脑的外伤、感染、肿瘤或脑血管意外导致呼吸慢而深，呼吸不规律（吸气一半时突然终止、抽泣样呼吸等）。精神刺激、紧张等导致呼吸极快而浅，口手麻木，头晕胸闷。

3. 在家如何处理呼吸困难？

病因不同，处理也不同。在进行下列处理的同时，可前往医院相应专科门诊就诊。

（1）生活上规律作息，多休息，进食清淡、易消化食物，不可过饱。

（2）治标：①保持冷静，给予心理安抚，选择舒适的姿势平静缓慢呼吸，避免心理负担加重病情；②吸氧治疗；③按照说明书或医嘱用药，如痰多而稠时服用盐酸氨溴索液化痰，喘息明显时用沙丁胺醇吸入治疗，疼痛剧烈时止痛治疗。

（3）治本：回忆既往的基础疾病情况及可疑的药物、毒物中毒可能性。同时前往医院，专科门诊就诊接受治疗。

4. 紧急情况下呼吸困难该如何处理？

急性发作的呼吸困难应尽快前往急诊就诊，尤其是伴随着神志不清、呼吸频率过快或过慢、呼吸节律不规整、血压下降或异于寻常的升高、剧烈胸痛等情况时。同时可进行相应的急救处理：

（1）呼吸、心跳停止时应立即行心肺复苏术，拨打120急救。

（2）异物完全阻塞呼吸道导致不能说话、不能呼吸时，立即行海姆立克急救法排出异物。

（3）吸氧治疗。

（4）保持冷静，给予心理安抚，避免慌乱，加重病情。

（5）回忆既往病史及可能的药物、毒物中毒情况，带上正在服用的所有药物供医生查验。

（6）心力衰竭时采取坐位，双下肢于床沿、椅边下垂。喘息时继续药物吸入治疗。既往冠心病甚至心肌梗死者，胸痛、胸闷伴呼吸困难时可口服阿司匹林加替格瑞洛／氯吡格雷片。

（7）痰液多、稠，不易咳出或衰弱无咳痰动作、昏迷、咳血等紧急情况时，陪人手掌窝起于患者背部双侧加强拍背，促进排痰，将口中分泌物抠出，保持呼吸道通畅，避免窒息。

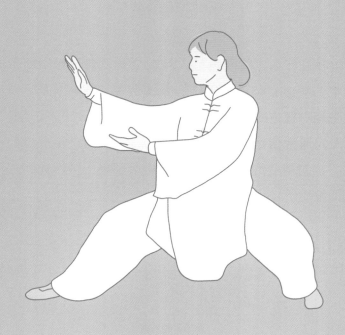

第 六 章

中医养生与保健

中医学继承中华文化的思想，十分重视和强调人的自养，在 2000 多年与疾病作斗争以及日常生活实践中积累了丰富的经验，形成了既有系统理论，多种流派、各种方法，又有民族特色的中医养生学体系，使之成为中华民族优秀文化的一个重要组成部分，为中华民族的繁衍昌盛做出了杰出的贡献。

第一节

体质养生

体质是什么？体质就是人类在生长发育过程中所形成的与自然、社会、环境相适应的人体个性特征。它是可以遗传的，是相对稳定的，同时又是动态可变的。

人们通常根据自己的体质特点，选择与之相适应的养生方法，以对那些好发的疾病进行早期预防，推迟或彻底消除疾病的发生。

1. 何谓平和体质？

平和体质以体态适中、面色红润、精力充沛为主要特征。

拥有这种体质的人，形体匀称健壮；面色、肤色润泽，头发稠密而有光泽，两目炯炯有神，嗅觉灵敏，唇色红润，精力充沛，不容易疲劳，对寒冷和炎热两种气候都有较好的适应性，睡眠良好，胃纳佳，大小便正常，舌质颜色淡红，舌苔薄白，脉象和缓有力；性格随和开朗；平素患病较少，对自然环境和社会环境适应能力较强。

养生方法：取法中庸，顺其自然。

拥有平和体质的人，通常情绪稳定，生活规律，体重波动小，得病也少；即使在生病以后，对治疗的反应比较敏感，自我康复能力强，其病也容易治愈。

平和体质人群日常养生应采取中庸之道，顺应自然规律，保持自己的生活习惯，保证充足的睡眠。饮食要按时，吃得不要过饱，也不能过饥，冷热食物适度。平时多吃五谷杂粮、蔬菜瓜果，少食过于油腻及辛辣之物。不要乱进补药。

适当注意体育运动，年轻人可选择一些强度大的运动，如跑步、打球，老年人则可以选择散步、打太极拳等。

2. 何谓阳虚体质？

阳虚体质以畏寒怕冷、手足不温为主要特征。拥有这种体质的人，肌肉松软不实；平素畏冷，手足不温，喜食温热饮食，精神不振，舌质颜色偏淡，舌体胖嫩，脉象沉迟；性格多沉静、内向；容易患筋骨关节疼痛僵硬、痛经、月经推后、不孕不育、水肿、畏寒怕冷以及各种痛证等，也可能出现肥胖、多囊卵巢、糖脂代谢紊乱等一系列代谢性疾病；易于适应夏天，但对夏天开空调的房间和冬天的寒冷气候难以适应，易感染风、寒、湿等病邪，并且感染病邪后病邪易于向寒转化。

养生方法：顾护阳气，保暖避寒。

拥有阳虚体质的人，一年四季手足都冷，其日常养生的基本原则是顾护阳气，保暖避寒。这部分人适应寒暑变化的能力较差，在冬季宜避寒就温，采取相应的保温措施，如烤火、睡电热毯等。在春季，宜坚持晒太阳。在夏季不要贪凉，以免受风寒而患病。

进食时要注意食物的温度，即使在夏季也不要过食寒凉之品，不要饮用冰镇饮料、冰镇果汁和新鲜椰子汁，少喝西瓜汁、苦瓜汁、黄瓜汁、雪梨汁。平时可以选用性偏温热的食物，如羊肉、牛肉、狗肉、鹿肉、鸡肉、猪肚、虾、黄鳝、海参、鲍鱼、淡菜、核桃、栗子、荔枝、榴莲、樱桃、桂圆、大枣、腰果、松子、生姜、韭菜、辣椒、花椒、姜、桂皮、茴香等。对苦瓜、黄瓜、丝瓜、芹菜、竹笋、海带、紫菜等，最好不要凉拌，宜搭配温热佐料，进行焯、炖、蒸、煮后食用。

在运动方面，可以进行散步、慢跑、打太极拳、五禽戏、八段锦等舒缓柔和的运动。平时可以自行按摩气海、足三里、涌泉等穴位，或经常用艾条灸足三里、关元穴。

3. 何谓阴虚体质？

阴虚体质以口燥咽干、手足心热为主要特征。拥有这种体质的人，形体偏瘦；手足心热，容易上火，口燥咽干，喜冷饮，大便干结，皮肤干燥，舌质颜色红，少津，脉象细数；性情急躁，外向好动，活泼；易患甲亢、失眠症等病；易于适应冬天，但对夏天难以适应，不容易耐受暑、热、燥等病邪，并且感染病邪后病邪易于向热转化。

养生方法：滋润养阴，谨防温躁。

拥有阴虚体质的人，容易上火，经常烦恼、躁动，其日常养生的基本原则是滋润养阴，谨防温躁。所谓温，是因为温热的气候、环境、食物等能够耗损阴液；所谓躁，是因为躁扰不安的心神也能加重阴液的消耗。因此，这部分人的居住环境宜安静，最好选择坐南朝北的房子。并且特别适合练静功，如果能够调息调神，动作缓慢、舒展，心境就会安静下来，就可以减少阴液的消耗。

在饮食方面，要多喝开水，多吃甘凉滋润的食物，比如瘦猪肉、鸭肉、龟、鳖、螃蟹、海参、牡蛎、绿豆、冬瓜、丝瓜、苦瓜、黄瓜、藕、芝麻、银耳、百合、石榴、葡萄、梨、甘蔗、桑椹、西瓜等。并且对肉类食物，在烹调方法上，以红烧、焖、蒸、炖、煮、煲为主，尽量保持原汁原味，少放调料。少食鸡肉、羊肉、狗肉、鹿肉、虾仁、韭菜、辣椒、葱、蒜、姜、花椒、茴香、桂皮、五香粉、荔枝、桂圆、樱桃、杏、葵花子等性温燥烈的食物，尤其在炎热、干燥、容易上火的天气最好不吃。

其运动锻炼可经常进行太极拳、八段锦、保健功，锻炼时要控制出汗量，避免大汗。中午保持一定的午休时间。避免熬夜、剧烈运动和在高温酷暑下工作。中老年人还不宜经常做磨损膝关节的运动，如登山、上下楼梯等，以免损伤缺少阴液润滑的膝关节。宜节制房事。

4. 何谓气虚体质？

气虚体质以疲乏多汗、气短懒言为主要特征。拥有这种体质的人，肌肉松软不实；平素语音低弱，气短懒言，容易疲乏，精神不振，活动后容易出汗，舌质颜色淡红，舌体边有齿痕，脉象弱；性格内向，不喜活动；易患感冒、内脏下垂、疲劳综合征等病，病后康复缓慢；不容易耐受风、寒、暑、湿等病邪。

养生方法：补气固本，避免过劳。

对于气虚体质人群日常养生的基本原则是补气固本，避免过劳。所谓固本，这里主要是指脾，因为中医认为人体中的气是靠吸收饮食中的营养成分来补充的，所以称其为"后天之本"。所谓过劳，指过度劳累，这里的劳累，包括过度的脑力劳动和体力劳动，两者都将导致气的损耗。

进食要有规律，不宜暴饮暴食，饥一餐饱一餐。食物选择以既具有补气作用，又容易消化为原则，最好的补品就是白米粥。通常选用的食物有大米、小米、糯米、小麦、莜麦、淮山、大枣、薏米、莲子、扁豆、菜花、胡萝卜、香菇、马铃薯、红薯、菱角、荔枝、葡萄、鲢鱼、鳝鱼、牛肉、兔肉、鸡肉、鸡蛋等。少食槟榔、空心菜、生萝卜等具有耗气作用的食物。

运动方面要注意两种情况，以用脑力为主者，如作家、编剧、秘书、专业科研人员、高中学生等，要注重运动，通过运动来改善脑力的消耗；以体力为主者，则要注意休息，通过休息来保存体力。通常根据个人的体能，不宜做大负荷运动和出大汗的运动，忌用猛力和长久憋气。平时可按摩足三里穴。

5. 何谓痰湿体质？

痰湿体质以形体肥胖、腹部肥满、口黏苔腻为主要特征。拥有这种体质的人，体型肥胖，腹部肥满松软；面部皮肤油脂较多，多汗且黏，胸闷，痰多，口中黏腻或有甜味，喜吃肥甘甜黏食物，舌苔厚腻，脉象滑；性格偏温和、稳重，多善于忍耐，好静不好动；易患糖尿病、脑卒中、冠心病等病；对梅雨季节及潮湿的环境适应能力差。

养生方法：控制饮食，促进运化。

拥有痰湿体质的人，多为肥胖而不喜欢运动者，其日常养生的原则是控制饮食，促进运化。痰湿体质所见到的肥胖，多是脂质堆积所致，因此，控制饮食以减少脂质来源，增加运动量以促使脂质消耗，这是痰湿体质养生的不二法门。

饮食以清淡为原则，少食肥肉、猪蹄、禽皮、烤鸭、鸡蛋黄、炸面筋、巧克力等及甜、黏、油腻的食物。可多食绿叶蔬菜、冬瓜、赤小豆、萝卜、薏米、香菇、海藻、海带、姜、葱、蒜、金橘、芥末等食物。并且一定要吃早餐，可以用薏米煮稀饭，不要吃宵夜。

平时多进行户外活动，经常晒太阳或进行日光浴，最好每天坚持 30 分钟以上的慢速跑步，以全身微汗、不出大汗为原则。运动时衣着宜透气散湿。

6．何谓湿热体质？

湿热体质以面垢油光、口苦、苔黄腻为主要特征。拥有这种体质的人，体型中等或偏瘦；面垢油光，面部容易生痤疮，口苦口干，身体困重疲倦，大便黏滞不畅或燥结，小便短黄，男性易阴囊潮湿，女性易带下增多，舌质颜色偏红，苔黄腻，脉象滑数；平时容易心烦急躁；易患疮疖、痤疮、脂溢性皮炎、肝炎、膀胱炎等病；对夏末秋初湿热气候，潮湿或气温偏高环境较难适应。

养生方法：调整习惯，重在清利。

对于湿热体质人群日常养生的基本原则是调整习惯，重在清利。一般来说，湿热体质的形成与地域有关，如湖南位于我国东南腹地，三面环山，属亚热带季风湿润气候，且冬季较长，阴湿多雨，外湿较重。湿热体质也与吸烟、饮酒、熬夜、喜食辛辣厚味食物、长期情绪压抑、滋补失当等因素有关，这些都必须调整。所谓重在清利，指重视应用具有清热利湿作用、使湿热排出体外的药物。

饮食宜清淡，少吃肥甘厚味、甜食及辛辣刺激食物，少喝甚至不喝酒，多喝水，可多喝绿茶，不要大量进补，尤其是羊肉、狗肉、鹿肉等，平时可适当多吃些冬瓜、荠菜、空心菜、苋菜、莴苣、黄瓜、藕、蚕豆、赤小豆、薏米、玉米、西瓜等食物。

生活起居方面不要经常熬夜，尽量避免在潮湿的环境中工作或居住。夏季暑湿较重，应减少户外活动。适合做大强度、大运动量的锻炼，如中长跑、游泳、爬山、各种球类、武术等。皮肤特别容易感染的人，最好穿天然纤维或棉麻丝绸衣服，尤其是内衣。

至于药物调理方面，一般常用藿香、车前草、淡竹叶、荷叶、薏苡仁、滑石等，但都需在医生指导下使用，不可随意多服久服。

7. 何谓血瘀体质？

血瘀体质以皮肤颜色晦黯、舌质紫黯为主要特征。拥有这种体质的人，胖瘦均见；皮肤颜色晦黯，色素沉着，容易出现瘀斑，口唇颜色黯淡，舌质黯或有瘀点，舌下络脉紫黯或增粗，脉象涩；心理特征多见易烦、健忘；易患癥瘕及痛证、血证等；对寒邪的耐受性较差。

养生方法：活血化瘀，贵在灵动。

对于血瘀体质人群日常养生的基本原则是活血化瘀，贵在灵动。瘀血质的根本因素是血脉相对不那么畅通，有点缓慢瘀滞，但是又达不到疾病的程度，这时活血化瘀，促使经脉通畅，防止疾病发生，就成为改善血瘀体质的根本法则。所谓贵在灵动，是指所有的养生方法，包括精神调养、饮食、运动等各方面，都宜以灵巧机动为原则。

精神上要培养乐观的情绪。精神愉快，心情舒畅则能够和畅气血，流通营卫，从而改善血瘀质。反之，如果苦闷、忧郁，血瘀质就可能进一步加重。

饮食调理可常食佛手、黑木耳、紫菜、桃仁、油菜、慈菇、栗子等食物，酒可少量常饮，少食肥肉。同时可以在医生的指导下选用一些活血化瘀的中药，如三七、丹参等，研成粉末，装在胶囊中，作为保健药物应用。

运动方面要保持足够的睡眠，同时多做有益于心脏血脉的活动，如太极拳、八段锦、乒乓球、散步、慢跑等，以全身各部都能活动、助气血运行为原则。

8. 何谓气郁体质?

气郁体质以精神抑郁、忧虑脆弱为主要特征。拥有这种体质的人，形体瘦者为多；精神抑郁，情感脆弱，烦闷不乐，总认为自己不如人家，舌质颜色淡红，苔薄白，脉象弦；性格内向，情绪不稳定，敏感多虑；易患抑郁症、神经症及其他精神病；对精神刺激适应能力较差，不适应阴雨天气。

养生方法：疏解情绪，调畅气机。

气郁体质人群，疏解情绪、调畅气机是其养生的基本原则。

情绪的疏解可以多交开朗的朋友，与朋友交心、倾诉，人开朗了，情绪放开了，气机也就舒展了。

饮食调理多选具有行气、解郁、消食、醒神等作用的食物，如小麦、丝瓜、葱、蒜、萝卜、柠檬、橙子、柑橘、金橘等，也可以选茉莉花、合欢花、玫瑰花等用沸水冲泡代茶。睡前避免饮茶、咖啡等提神醒脑的饮料。

尽量增加户外活动，可坚持较大量的运动锻炼，如跑步、登山、游泳、武术等。另外，要多参加集体性的运动，多外出旅游，亲近大自然，气机自然易于舒展。平日听音乐、参加舞会，尤其是多听欢快振奋的音乐，如圆舞曲等，可以明显疏解情绪。

9．何谓特禀体质？

特禀体质以生理缺陷、过敏反应等为主要特征。拥有特禀体质者一般形体无特殊，平时无明显不适，易患哮喘、荨麻疹、花粉症及药物过敏等，对易致过敏季节适应能力差，易引发慢性病。先天禀赋异常者或有畸形，或有生理缺陷，患遗传性疾病者有垂直遗传、先天性、家族性特征，患胎传性疾病者具有母体影响胎儿个体生长发育及相关疾病特征。

养生方法：重在预防，勤于调护。

特禀体质人群的日常养生原则是重在预防，勤于调护。

所谓重在预防，是未病早防。对于特禀体质而言，生活中要加强锻炼，提高身体素质，同时顺应四时气候变化，尽量避免接触尘螨、花粉、油漆等致敏物质，以避免过敏的发生。对于先天性、遗传性疾病，或生理缺陷者，宜加强婚前体检和孕期检测，重视亲代调治，防止或减少疾病遗传。

所谓勤于调护，是已病早治。对于特禀体质者，宜使已出现过敏的人体尽早脱离接触变应原，并尽早去医院接受抗过敏治疗。对于生理缺陷者，虽然无特殊治疗方法，一般也要饮食清淡、均衡，粗细搭配适当，荤素配伍合理。同时加强身体锻炼，提高抗病能力。

第二节
季节养生

春夏秋冬是自然界正常的气候变化，人们生活在自然界中，一切的生命活动都与四时气候息息相关。相应地，在不同的季节，也就应当运用不同的养生保健方法，以调整机体自身的变化来适应自然环境。

1. 春季如何养生？

（1）起居方面：可以适当晚睡、早起，适宜外出散步、春游，人体宜经常沐浴阳光；同时因为气温升高，各种细菌、致病微生物开始生长、繁衍，因此春季要格外注意室内卫生、保持室内空气清新，阳光充足，从而能有效预防春季常见的流行性感冒、脑膜炎、腮腺炎等疾病。此外，在衣着上，尽管气候转暖，但不应急着减衣服，因为春季乍暖还寒，常有寒流侵袭，因此应注意防风御寒，外衣宜宽松舒展，内衣宜选择吸湿性好的纯棉织品。

（2）饮食方面：宜食用甘、辛、温性食物，以清淡可口为宜，忌油腻、生冷、黏硬的食物。推荐食用黄豆芽、绿豆芽、柑橘、葱、蒜、香菜、蜂蜜之类的食物，还应多食新鲜时蔬如春笋、菠菜、白菜、莴苣等。

（3）春季以养肝护肝为本：中医学认为，春季是肝气最足、肝火最旺的时令，人比较容易生气发火，肝脏的火气要借助胆经的通道才能往外发，所以，很多人会莫名其妙地感到嘴苦（胆汁上溢）、肩膀酸痛、偏头痛、乳房及两肋胀痛、臀部及大腿外侧疼痛。冬季皮肤血管收缩，到了春季天气变暖，血管、毛孔扩张，相对稳定的血流量供应皮肤的血流增加，供应脑的血液相对减少，从而造成春困。调理经络和腧穴是中医春季养肝护肝且防止春困的重要方法。

2. 夏季如何养生？

（1）起居方面：根据节气变化，应该晚点睡，早点起床；而中午1时到3时是夏季一天中气温最高的时候，人容易出汗，稍活动就会因出汗多消耗体力，极易疲劳。所以，中午人们总是精神不振，昏昏欲睡，加之晚睡所导致的睡眠不足，因此要逐渐增加午休时间，以消除疲劳，保持精力充沛，让大脑和全身各系统得到休息。午睡时间要因人而异，一般以半小时到1小时为宜。

（2）饮食方面：不宜因为太热而贪凉饮冷，因此冷藏瓜果不可过食，当适可而止，以免损伤脾胃。夏季炎热，可以多食用一些杂粮来补充身体的过量消耗，不可过食热性食物；味厚肥腻的食物也宜减少，否则容易使人上火而生痘长疮。炎热的气候，容易耗伤人体的水分，因此宜时常服用以菊花、金银花、山楂、乌梅、藿香等为主要成分配制的消暑清凉饮料。六一散、绿豆汤也宜常饮。也可经常熬煮荷叶粥、莲子粥、冬瓜汤等解暑利湿。

（3）冬病可以夏治："三伏天"是气候最热的时候，同时也是治疗慢性、顽固性、虚寒性疾病的最佳时机。通过辨证论治制作中药膏剂，对症贴敷于相应穴位，可以增强机体免疫力，从而减少冬季好发疾病的次数甚至治愈冬季易复发的慢性病，称为"三伏贴"疗法。适用于以下疾病：一是呼吸系统疾病，如慢性支气管炎、支气管哮喘、慢性咳嗽、阻塞性肺气肿、反复上呼吸道感染等；二是耳鼻咽喉科疾病，如慢性鼻炎、慢性鼻窦炎、慢性咽喉炎、咽异感症（梅核气）、扁桃体炎；三是风湿类疾病，如类风湿关节炎、风湿性关节炎、强直性脊柱炎、骨关节炎、颈椎腰椎退行性病变等。"三伏贴"疗法需要在专业医生指导下进行操作。

3. 秋季如何养生？

（1）起居方面：应当早睡早起。秋高气爽，天气渐寒，尤其早晚温差较大，衣着要随气候变化及时增、减，但不宜骤增骤减。秋季气候比较干燥，空气中湿度较小，人此时易于皮肤干燥，因此，居室内应注意保持一定的湿度。

（2）饮食方面：应当注重养护肺及脾胃，注意预防干燥致病。秋季瓜果大量应市，但不宜食用太多，否则容易损伤脾胃，尤其过量食用性质寒凉的瓜果会使人感到食欲减弱、胃部胀满，饭后消化困难。老人及慢性病患者应根据自己的体质状况，有选择地食用。水果种类繁多，一般来讲，除龙眼、椰子、石榴等外，多数水果性偏寒凉，故老人及素体脾胃虚弱之人食之不宜过多。平时注意多喝开水、淡茶、果汁、豆浆等饮品及时补充水分；还可食用蜂蜜、百合、莲子、芝麻、木耳、银耳、冰糖等，能滋润人体；可经常食用米粥、扁豆粥、芝麻粥等粥类来增强食欲、调理身体。

（3）初秋进行耐寒锻炼：可以利用秋季的凉爽来进行耐寒锻炼，不仅可以提高身体素质，而且可以增强御寒能力，为冬季到来做准备。常见方式是冷水浴和游泳，其中冷水浴有四种：一是头面浴，以冷水洗头洗脸；二是脚浴，双足浸泡水中，可循序渐进将水温由 20 ℃逐渐降低到 5 ℃；三是擦浴，用毛巾浸冷水擦身，不宜用力过猛、时间过长；四是淋浴，可先用双手摩擦全身至感觉发热，继而用冷水先擦面部、手臂及大腿等处，待适应后用冷水冲洗，要边洗边擦，持续10分钟左右。游泳适宜在室内恒温处进行，游泳前需提前淋浴并热身以防不适应水温。冷水浴和游泳后要注意及时擦干，穿上较为宽松的衣物，并搓热关节附近以预防关节炎。患有严重高血压、冠心病、风湿病、空洞型肺结核、坐骨神经痛及高热患者不适宜进行冷水浴或在水温较低的泳池中游泳。

4．冬季如何养生？

（1）起居方面：可以选择早睡晚起，待太阳升起后进行日常活动。注意去寒就温，逐渐增加衣物，以免受寒。同时也应当主动地、有目的地进行室内或室外活动。冬季可进行运动量较小、时间稍长、舒展缓慢的运动，如传统保健运动、步行、舞蹈、气功等，避免出汗太多损害健康。

（2）饮食方面：冬季是"进补"时节。天寒地冻，人体消耗较大，可适当加强高热、高营养、味浓色重、补益力强的食物，如羊肉、狗肉、牛肉、鸡肉、鹿茸、蛤蚧、海参、阿胶、黄鳝、蛋类等动物类食品；植物方面可以进食参类、杜仲、山药、核桃仁、龙眼肉、银耳、当归、何首乌、枸杞子、菟丝子等药食；另外适量饮酒也能够在冬季补充热量、振奋精神。

（3）冬季谨防冠心病：寒冷的冬季是冠心病等心脑血管病诱发加重的时令，也是心肌梗死的高发期。首先在冬季应格外避免心脑血管疾病的诱发因素，如生气、劳累、感冒等；其次夜间保健尤为重要，应避免晚餐进食过饱、过油腻，睡眠注意保暖并保持室温；三要格外警惕冠心病加重信号，如数天或数周内出现乏力、胸部不适，活动时心悸、气急、烦躁，心绞痛异于平时的频发且持续时间长、口含硝酸甘油不能缓解等现象，应注意坚持配合治疗且随身携带药物。

第三节

情志养生

情志，又称情感、情绪，是精神心理活动的综合反映，也是人对外界客观事物的正常生理反应。我们的心理活动本来就是多方面的，有各种各样的情绪。情志养生，就是要善于调节自己的感情，使不良情绪得到控制或排解，以免不良情绪对我们的健康产生危害，甚至引起疾病，或者加重病情。

（1）人们应正确对待七情六欲的产生，知道各种情感的波动是正常的人性表现，是生理要求和心理动态的集中反映，合理限度的情绪波动不仅不会危害健康，反而有利于平衡身心健康。

（2）应当认识到七情六欲对于身体生理状态是有影响的。一旦情绪波动超越了身体耐受范围，就很容易导致疾病。如突如其来的大悲或大喜、过分惊恐，或长时间的思虑忧愁、悲伤不止，就很容易损及脏腑而引起身体功能紊乱。过于愤怒则容易损害肝脏，表现为胸胁、两乳或小腹等部位的胀痛不适，女子可能有月经不调、痛经等症状；如若大怒，很有可能导致失眠头痛、面红目赤，甚则吐血、呕血，乃至中风昏厥，女性还会月经量过多甚则崩漏不止。而过于兴奋、喜悦则容易损伤心脏，本身作为一种积极情绪，经常感到喜悦有益于健康，若太过兴奋、大笑不止，则很可能会导致心气涣散而出现精神恍惚、心慌心悸、失眠，甚至嬉笑不休、神志异常、狂躁好动等症状。过分思虑则会影响脾胃健康，忧思使人们感到抑郁、苦闷而出现不思饮食、头晕目眩、脘腹胀闷、大便稀溏等症状。过于悲伤则对肺会造成损伤，悲伤而时常哭泣不已，则很容易导致呼吸气短、胸闷懒言、倦怠乏力等现象，意志消沉、悲观忧愁的心理状态还很容易导致心里绝望而走向极端。而惊恐的情绪则很有可能损害肾的相关功能，突受惊吓，会有二便失禁甚至遗精的现象发生；而长期处于恐惧之中，则会导致心神不宁、夜不能寐、胸腹满胀甚则精神错乱。

（3）认识到不良的过度情绪对人体的危害，就应当适当地学会调节情绪的方式方法，从而维护身心健康。除了平时刻意地维护良好心态之外，排解、疏导情绪有以下方法：

1）运动怡情：强调通过积极参加集体锻炼活动从而使得气血流畅、舒筋活络而精神焕发、心旷神怡，有利于从不良情绪中解脱出来，通过肌肉运动缓解精神紧张，通过体力劳动还能起到安眠、静神的作用。可以采取的方式如外出旅游、户外散步、打球、爬山、传统保健运动等，以有交流、有组织的集体运动为宜。

2）音乐怡情：医学研究表明，音乐的旋律、节奏、音量、音调等能与人体生理活动产生共振，刺激相应器官发生兴奋或抑制，使人产生愉悦感、消除不良情绪。精神紧张、焦躁难安时可听轻音乐；孤独寂寞时可以听节奏明快的音乐；失落沮丧时则可以听激昂、雄壮的音乐；等等。

3）爱好怡情：培养一个能够长期坚持的兴趣爱好是排解情绪、疏导压力的最好途径。轻歌曼舞、读书吟诗、种花垂钓、琴棋书画都可以选择一项长期坚持，能修身养性、怡情易性，长期坚持会收到身心上不可思议的进步与健康。

第四节

饮食养生

饮食是为人体提供生长发育和健康生存所需的各种营养的可食性物质。饮食养生，即利用食物来影响机体各方面的功能，使其获得健康或愈疾防病的一种养生方法。俗话说也就是通过吃来对我们的身体进行保养。

中医在治疗疾病的时候，往往强调首先用食疗的方式。当食疗效果不明显的时候，才会采取药物治疗。而在养生保健或疾病转好的情况下，中医也会建议人们通过合理饮食来调理身体以维持健康或促进恢复。中医食疗的方法有许多。总的来说符合六个原则就能达到养生保健之效。

（1）杂食有益健康：中医学主张日常饮食最好要"杂"，指的是饮食注意三种搭配：粗细搭配，以粗为主；荤素搭配，以素为主；酸碱搭配，以碱为主。首先就是"粗细搭配"，食用大米之外，可适当多吃一些小米、玉米、高粱米以及各种豆类；食用蔬菜时，也可适当食用植物的根茎叶皮，从而才能尽量补充到精细粮食所不具备的多种营养。其次注意荤素搭配，并且应当以素食为主，肉类是蛋白质和 B 族维生素的重要来源，适量的摄取有益于大脑发育和皮肤健康，因此不主张全部以素食作为食物，否则容易使营养失衡而损害健康；但是动物脂肪并不能提供人体所需的全部营养，素食能够为人体提供多种多样的维生素和微量元素，因此食用荤腥的同时需要相对大量地摄入蔬菜、水果等才能够尽量满足身体所需。第三是酸碱搭配而以碱为主，人的体质呈现弱碱性，维持弱碱性对于维护免疫力十分必要，食物的酸碱性指的是经过吸收代谢后在体内呈现何种性质，而不是指食物的口感，一般而言含钾、钠、钙、镁等矿物质较多的食物经代谢后呈碱性，如大多数的蔬菜、水果、乳制品、菌类、茶类等；而含有硫、磷、氯等矿物质较多的食物最终代谢后往往呈酸性，如肉蛋鱼等动物食物、甜品类、精加工的零食类、油炸食品等，长期大量摄入往往引起疾病；因此日常饮食过程中维持酸碱平衡需要多摄入碱性食品而适当摄入酸性食品，从而维持酸碱平衡以维护免疫力。

（2）少吃保养身体：暴饮暴食是对身体、肠胃最大的损害，而少吃、定时定量吃才能顾护肠胃从而使身体健康。要尽可能做到三餐定时，不要等到过于饥饿或过于干渴的情况下进食，这样很容易导致多吃多饮而加重胃肠负担，还要注意餐后稍事休息，缓步慢走有利于消化，不能立即投入工作或睡眠。其次可以适当进行三餐定量，在一定程度上限制饮食有益于机体功能的调节而增强免疫力，定量饮食并非越少越好，建议成人每天摄取热量在 1200～1500 千卡，并减少碳水化合物和脂肪的摄入，且在 50 岁以后每增加 10 岁进食热量相应地减少 10% 较为健康。

（3）五味偏淡为宜：五味食用如果过重的话，很容易刺激肠胃，长期如此还会引起相应脏腑功能的损害，如长期的高盐饮食导致的血压增高，长期的高热、高糖饮食导致的血糖居高不下等。总体来说清淡的饮食才能养护脾胃从而维系健康。饮食清淡主要包括三个方面：少油、少盐、少糖。即平时不能吃得过咸，同时少吃油炸、烟熏、腌制食品或辛辣刺激食品，也不能嗜食甜食而无节制。中国营养学会推荐中国居民膳食建议为油脂每天摄入 25～30 克、盐为 6 克、碳水化合物 20 克以内。

（4）饮食合时宜温：在饮食过程中，不仅应当注意时令变化而食用相应的食物，且多数情况下应当食用温度适宜的食物而不宜饮食生冷。饮食合时，如春季多吃麦、枣、花生、葱、香菜及绿色时蔬等食物可以顺应春天的生发特性而提高人体代谢；夏季可以适当食用性质寒凉的食物如苦瓜、丝瓜、黄瓜、西瓜等来清热祛火；秋季较为干燥，宜食用雪梨、枇杷、百合等食物来清肺润燥；冬天则可以围坐火锅涮羊肉或熬煮"当归生姜羊肉汤"来补充热量、体能；但总的来说，不论何时何季，使用过程中注意食物温度以温和为主，既不能因为天气过热而肆食寒凉，也不能因为天寒地冻而进食烫物，否则会刺激损伤食管肠胃而致病。

（5）食疗助阵养生：中医食疗的方法有许多。在确定体质偏阴虚的情况下，有养肝明目汤补养肝阴，秋梨膏养阴生津；体质偏阳虚的情况下可以食用杜仲腰花汤、生姜羊肉汤等温养阳气；气虚体质可以食用黄芪蒸鸡和人参莲肉汤；血虚体质可以食用归参炖母鸡、菠菜猪肝汤等；而经常头晕头痛、肢体麻木、手足震颤的患者可以适当食用天麻鱼头、芹菜肉丝等菜品；脾胃不好的患者可以食用山药炖鸡、银鱼煮粥等。

（6）饮食宜忌明了：饮食能够养人，也同样会伤人，因此需要了解饮食宜忌才能尽量避免饮食伤人。首先有些食物不宜在一起食用，如海鲜搭配啤酒很可能诱发痛风；而菠菜搭配豆腐易诱发结石；鸡蛋豆浆同食会降低蛋白质吸收；柿子与螃蟹同食会导致呕吐腹泻等。此外还要注意，在生病期间要遵守宁少勿多、宁简勿繁的原则，忌食生冷、辛辣油腻之品，高热患者宜素食，多吃含水分较多且易吸收的食物。如绿豆汤、稀米汤、果汁等；胃肠病患者忌食酸醋、生冷及不易消化的食物如萝卜、橄榄、红薯、芋头、南瓜、韭菜等；失眠者戒烟酒，忌食葱、韭菜、大蒜，可食用莲子汤、百合汤等清心养神。

第五节

运动养生

"生命在于运动""运动是一切生命的源泉""流水不腐，户枢不蠹""活动、活动，要活就要动，能动才能活"，现在社会越来越多的人意识到运动对于健康和生命的重要性。运动可以防病抗病、延缓衰老、延年益寿，当下运动不仅成为一种理念，更成为一种口号。其实，事物也是一分为二的，养生当然也不能绝对化，生命在于运动，也在于静养，只有动静结合，恰如其分，一张一弛，张弛有度，才是健康长寿的最佳选择。有句话叫"生命在于运动，长寿需要静养"。按照《周易》的阴阳原理，动则生阳，静则生阴。相对而言，运动属阳，运动可以化生阳气，可通畅经脉，促进气血运行，增强心肺功能，有利于胃肠对食物的消化吸收，增强精力，提高工作效率；静养属阴，静养可以化生阴气，降低人体的消耗，延长人的寿命，人的情志与机体功能密切相关，当人的情感变化过于突然、强烈、持久时，就会影响机体各脏腑的功能，甚至会导致疾病的发生，比如在临床上威胁人类健康及生命的疾病如心脑血管病、癌症、糖尿病以及精神疾病等，其发生发展均与精神因素有关。人体是个阴阳相合体，只有阴阳平和了，才能保证正常的生理功能，所以只静不动是错误的，只运动不知道好好休息就更不对。正确的养生方法应该是动静相兼，刚柔相济，阴阳平和。

我们除了要注意运动和静养结合以外，同时还需要注意运动及静养的正确方式。

对于运动，我们要遵循"适度""适当"以及"坚持"的原则，否则只会适得其反。比如说：让生龙活虎的年轻人静坐、闭目养神、打太极拳，结果只会让他憋闷难受；让生病的人在三九严寒天跑到街上健身，其结果只会是活活冻坏；让患有冠心病的人去快跑，其结果只会是诱发心肌梗死。这就是说要"适当"。对于"适度"，很难制定出统一的标准，运动量因人而异，但总的原则是应以运动后感到身轻气缓，神清心悦，无明显疲乏感，不会因运动而导致或加重身体不适为基本准则。运动类型也要因人而异，年轻人精力旺盛，可以选择高强度的有氧运动，如跑步、拳击、攀登等；中老年人稳缓多静，则比较适合如散步、太极拳、高尔夫球等运动。所谓"坚持"就是要持之以恒，运动不能三天打鱼两天晒网，只有日积月累，长期坚持适量适当的运动，才能使筋络舒畅，关节灵活，才能促进血液循环，提高内脏的代偿能力，达到防病治病、延年益寿的目的。

　　静养并非静止不动。有些人一听到静养，便整天不出门，天天睡大觉，开始"理所当然"地过起饭来张口、衣来伸手的"舒适"生活，殊不知，如此一来，将导致肌肉废用性萎缩和骨质疏松。国外有人做过试验，身体健康的青年人在床上静卧 20 天后，心脏功能下降 70%，血压也降到危险程度，肌力极度衰退，就像生了一场大病。我们所说的静养，包括两层含义。一是指形体活动的相对安静状态，是相对于"剧烈运动"来说的；二是指精神上的清净，即"静心"。《黄帝内经》在谈到养生时就说"恬淡虚无，真气从之，精神内守，病安从来"，是告诫人们要保持少欲淡定的心境，这样才能使精神内敛，使乱散的心念归于安定，使浮躁不安的情绪趋于平和，犹如使一杯混浊的水澄清下来，只有这样才能使人体气血平和，疾病难以入侵。而欲求心静就必须先净心，也就是要心存善心，荣辱不惊，要抛掉私心杂念，对社会、对他人多做好事，宽以待人，对自己要有一个顺其自然的心态，如此养生的功效就尽在其中了。

　　运动是在人类发展过程中逐步开展起来的有意识地对自己身体素质的培养的各种活动。运动养生，即用活动身体的方式维护健康、增强体质、延长寿命、延缓衰老的养生方法。运动养生中医学总结出了很多的运动方法，如太极拳、八段锦、六字诀、气功等。

第 七 章

日常保健及急救小知识

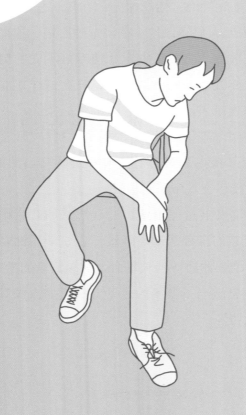

心肺复苏术

心肺复苏术是当患者因各种原因突然出现了心脏停止跳动时所采取的急救措施，这种情况下徒手心肺复苏技能可能挽救患者生命，为医务人员进一步抢救患者争取时间和机会。

1. 什么情况下需要心肺复苏？

如果您身边的人突然倒下，您首先要做的是用力拍打他（她）的双肩，呼喊他，如果患者对您的拍打和呼喊没有任何反应，就往往提示患者处在很危险的情况，此时如果还有旁人在场，可以要旁人立刻拨打急救电话，同时您可以马上尝试去做心肺复苏。

2. 哪些表现提示患者处在危险之中？

如果患者突然倒下，还伴有大小便失禁、脸色苍白或者发黑、皮肤冰冷、四肢和身体短暂的抽动，也往往提示患者处在非常危险的状态，心肺复苏可能挽救患者。

3．如何做胸外心脏按压？

尽管规范的心肺复苏需要一定的培训才能掌握，但是在紧急情况下，即使最简单的胸外按压也可能帮助到患者。您需要保持冷静，不要慌张，把患者身体尽量放平到硬的地面或者平面上，按照图示把双手重叠放在患者胸部中下部位，伸直双臂，利用自身的重量下压，要够快（每分钟 100～120 次）够深（每次按压深度 5～6 厘米），就这样持续坚持做下去，就可能为患者争取一次活下来的机会（图 7−1）。

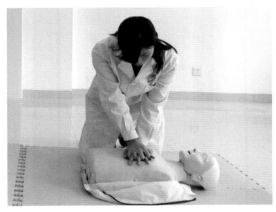

图 7−1　胸外心脏按压

4．除了胸外按压还能做什么？

如果您愿意，可以在按压的同时给予人工呼吸：当您每按压了 30 次后，可以用手捏紧患者的鼻子，用您的口包住患者的口，稍用力向患者体内吹气，每次时间不要太长，只要1 秒左右即可，吹两口气后继续按压 30 次，再吹 2 口气，如此循环。

如果有可能，采取以上措施尽可能坚持到专业急救人员到达。本文仅简单介绍徒手心肺复苏技能，要熟练掌握并有效运用往往还需要正规的培训和练习。但是当您身边有人遇到危险时，以上这些最简单的急救措施也要比束手无策好。

小口诀

有人倒下，拍肩呼叫；

如无反应，马上呼救；

放平身体，按压胸部；

按三十下，吹气两口。

第二节

发热的处理

1. 什么是发热？

正常情况下，人体的产热和散热保持着平衡，当产热增加或散热减少则出现发热。发热是一个症状，而不是一种疾病，但其病因复杂，往往诊断困难，是最常见的疑难病症表现之一。

2．发热如何分度（腋温）？

发热分度如下。①低热：37.3 ℃～38 ℃；②中等度热：38.1 ℃～39 ℃；③高热：39.1 ℃～41 ℃；④超高热：41 ℃以上。

3．发热的原因是什么？

发热的原因甚多，一般分为感染性与非感染性发热两大类。

（1）感染性发热：多数发热由感染引起，各种细菌、病毒、真菌、寄生虫等病原体均可导致发热。

（2）非感染性发热：主要由下列原因所致。①手术、外伤、内出血等导致的身体组织坏死，坏死物质吸收导致发热；②风湿热、狼疮等结缔组织病使身体出现抗原－抗体反应，导致发热；③甲亢、脱水等代谢性疾病导致发热；④鱼鳞癣、慢性心力衰竭、广泛性皮炎使皮肤散热减少导致发热；⑤中暑、安眠药中毒、脑震荡等致使大脑体温调节功能异常出现发热；⑥紧张、剧烈运动、月经前、营养不良婴幼儿等自主神经功能异常出现发热。

4．在家如何处理发热？

（1）生活上：规律生活作息，多休息，适当多饮水，进食清淡、易消化食物。

（2）降温治疗：①物理方式降温，如冰袋、乙醇擦浴、洗澡等方式促进散热；②药物降温，如阿司匹林、对乙酰氨基酚、布洛芬等退热药物，严格按医嘱或说明书服用。

（3）病因治疗：既往有基础疾病会导致发热者，应按既往医嘱或医院就诊将基础疾病治好或控制住。

5. 什么情况下发热该高度重视？如何急救处理？

（1）当体温高于 39 ℃，伴随下列任意一种情况时提示情况危重，应尽快急诊就诊：神志不清，呼吸频率过快（＞20次／分）或过慢（＜12次／分），血压下降（收缩压＜90毫米汞柱）。

同时可依据不同情况进行相应的急救处理：积极的物理和药物方式迅速降温；发热伴抽搐时，应用硬物置于上下齿之间，避免咬伤舌头，并将头偏向一侧，避免窒息。

（2）发热伴呼吸频率改变时，可给予吸氧治疗；发热伴血压下降时，应多平卧，避免突然坐起或站立导致头晕黑朦，神志清醒时可适当多口服淡盐水。陪人应保持冷静，给予患者心理安抚，避免慌乱而增加患者心理压力。

第三节

溺水的急救处理

人经常能接触到环境中的有害因素，导致相应的损伤。掌握相关的急救知识，有利于快速反应、准确判断和有效施救。

溺水如何急救处理？

溺水是一种淹没在液体中导致窒息等呼吸损伤的过程，其表现和恢复情况由淹溺（缺氧）时间、程度所决定。溺水的急救方法如下：

（1）现场急救：确保自身安全后尽快将淹溺者从水中救出。如淹溺者无反应或无呼吸应立即行心肺复苏术，要将其头偏向一侧后清理口腔异物，并给予呼吸支持。

（2）倒水方法：施救者单膝跪地，将淹溺者俯卧，腹部置于施救者屈膝的大腿上，头部下垂，施救者平压淹溺者背部将水倒出。

（3）拨打120送急诊进行下一步观察和治疗。

第四节

中　暑

中暑后怎么办？

在高温、高湿或通风不良的环境中，人体内水分丢失过多或身体散热功能障碍，可导致身体多器官系统出现功能障碍，即中暑。

中暑的程度及其急救处理：

（1）先兆中暑：口渴、乏力、多汗、头晕、眼花、头痛、恶心、胸闷、心悸、体温升高。应立即转移到阴凉、通风处，口服淡盐水，多休息，即可慢慢恢复。

（2）轻症中暑：上述症状加重，还出现面色潮红或苍白、烦躁不安或表情淡漠、皮肤湿冷、脉搏弱、血压低、心率快、体温高等。此时应给予先兆中暑一样的处理，并增加口服液体量，勤观察，监测生命体征，最好前往医院。

（3）重症中暑：症状严重，出现高热、痉挛、休克、昏迷等情况。应立即呼叫120急救，同时转移到阴凉通风处，高温者可用风扇、空调、冰块、冷水擦拭等物理方式快速降温。神志清楚者鼓励喝大量淡盐水，心理安抚保持镇静。神志不清者应卧位，吸氧，头偏向一侧防窒息，并做好防抽搐的准备。急救时保持冷静，仔细观察中暑者情况，多监测生命体征。

第五节

烧烫伤、强酸强碱损伤和电击伤的急救处理

1. 烧烫伤如何急救处理？

（1）各种热源、光电、化学腐蚀剂、放射线等因素导致

的人体组织损伤称为广义的烧烫伤。狭义的烧烫伤单指高温所致的热烧伤。

（2）烧伤会损伤皮肤及皮下的组织，还会使机体丢失大量液体或者烟尘雾气吸入损伤肺部，应引起重视，及时就医。

（3）热烧伤现场急救：确保自身安全后尽快将烧伤者脱离热源，熄灭身上火焰。轻柔地脱去烧烫过的衣物，勿粗暴撕脱大量皮肤黏膜。创面不求立即消毒清创，可用干净布类等辅料轻柔保护以免被泥土、污水等再次污染。如有烟雾、热气的吸入损伤到肺部，应清除口腔异物，高浓度吸氧。四肢的轻度烧烫伤，尽快用冷水连续冲洗，可迅速降温，缓解疼痛，减少并发症。

2．电击后如何急救处理？

电击伤也称触电，电流可导致心搏骤停，应立即开始心肺复苏术并拨打 120 急救。电流的热量也可造成电烧伤。急救时确保自身安全，第一时间切断电源或脱离危险区域，其现场急救处理同热烧伤。

3．强酸强碱损伤如何处理？

强酸强碱能损伤皮肤、皮下组织，还可能被口服而损伤消化道或是被吸入损伤呼吸道，甚至吸收入血导致全身多器官损害。现场急救时确保施救者自己的安全，并尽快将受伤者救离现场。

（1）局部处理：迅速轻柔地脱去受污染的衣物。强酸损伤者可用清水、碳酸氢钠溶液、肥皂水持续冲洗 10 ~ 30 分钟，直到完全干净。强碱损伤者可用清水、食醋水、硼酸水冲洗至少 10 分钟，最后还可用食醋水湿敷。眼损伤时只用大量清水反复冲洗，以免其他液体对眼睛造成第二次损伤。

（2）有吸入性肺部损伤者，清洁口腔后吸氧，尽快就医。

（3）口服损伤者，一般不建议催吐和洗胃，避免脆弱的消化道穿孔。由于强酸强碱中和时容易产生二氧化碳导致胀气或穿孔，一般不建议服用中和剂，应口服清水、牛奶、蛋清以稀释毒物，保护消化道。

第六节
动物咬蜇伤的急救处理

动物咬蜇伤的急救处理有哪些？

动物咬伤、蜇伤造成的损伤包括两方面：一是物理性地损伤了皮肤、黏膜、皮下组织，二是继发的病原微生物从伤口入侵（如破伤风梭菌）、毒素入血（如毒蛇、黄蜂等）或是过敏反应。

（1）蛇咬伤：难以第一时间分辨是否为毒蛇，应先按毒蛇咬伤进行初步处理、医院就诊。在急救现场应保持镇静，除去紧束的衣物、手表等饰物，受伤的肢体少活动，让伤口低于心脏的水平，尽早用流水冲洗伤口数分钟，也可用1∶5000高锰酸钾溶液、过氧化氢溶液或肥皂水。局部包扎是种简便有效的急救方法，即用绷带、布条等在伤口近心端、伤口肿胀范围的上侧用力包扎，每15～20分钟放松一次，每次1～2分钟，直至到达医院。如能明确毒蛇种类，可尽早使用针对性的中成药制剂，如南通蛇药、广东蛇药等。在24小时之内注射破伤风抗毒素和抗蛇毒血清。

（2）动物咬伤、抓伤：无毒动物咬伤后，立即用清水、过氧化氢溶液或肥皂水彻底清洗伤口15分钟，然后用乙醇或聚维酮碘消毒。伤口大而深、出血多、污染重时，尽快急诊就诊。只要有皮肤破损，就应注射狂犬病疫苗，必要时注射破伤风抗毒素。

（3）蜇伤：伤口不大，但毒液能导致局部或全身的过敏反应，严重时致死。被蜇伤后应挑除留在伤口的尾刺、毒腺，不可用力挤压以免毒液扩散。蜜蜂、蜘蛛、蝎子、蜈蚣蜇伤可用肥皂水、碳酸氢钠溶液清洗伤口，黄蜂蜇伤用食醋水清洗，如不确定何种动物蜇伤则用大量清水清洗。如红肿明显可涂皮炎平等肾上腺皮质激素类软膏或炉甘石洗剂。被蜇伤后如全身不适，应立即绑扎伤口近心端，每15分钟放松1分钟，争取时间急诊就诊，并可按说明书口服抗过敏药，如左旋西替利嗪、氯雷他定等。

第七节

常见中毒的急救

常见中毒有哪些？如何急救？

（1）急性一氧化碳中毒：又称煤气中毒，轻者头晕头痛、恶心呕吐，中毒重者口唇樱桃红色，神志改变，重者抽搐、昏迷、死亡。急救时应打开门窗通风后尽快将患者撤离现场，避免用火、电导致起火、爆炸，解开衣领后高浓度吸氧治疗，防止抽搐，尽快前往能进行高压氧治疗的医院。

（2）急性酒精中毒：中毒表现与饮酒量、种类和个体耐受性有关，分为兴奋期、行动言语不协调的共济失调期和昏迷期。清醒者应多喝水促排泄，避免摔伤，严重者送医院治疗，防止呕吐、误吸、抽搐。

（3）农药中毒：农药种类繁多，大剂量服用均可危及生命，需入院治疗，尤其是百草枯，无解药并且极小剂量即可致死。现场急救时应迅速脱去污染的衣物，反复清洗皮肤，情况允许时可口服白陶土吸附毒物，尽快入院洗胃或血液净化治疗，越早越好。

第八节

用眼健康

眼睛是心灵的窗户，打开窗来看多彩的世界。随着生活水平的提高，现代科技的发展，电子产品已成为工作及生活不可缺少的一部分，但因此也出现了一些弊端。如长时间使用电脑、手机等电子产品会对眼睛产生危害，从而导致高度近视、干眼、眼底病等一系列疾病。

1. 不健康用眼会导致哪些危害？

（1）高度近视：近视度数在 600 度（-6.00D）及以上的屈光不正状态称为高度近视。主要的症状为明显的视力下降，并常合并眼底病变导致的视力、视觉障碍。

（2）干眼：是一种常见的眼科疾病。是泪液和眼球表面的多因素疾病，能引起不适、视觉障碍和泪膜不稳定，可能损害眼表，伴有泪液渗透压升高和眼表炎症。最常见的症状有干涩感、异物感、灼烧感、畏光、视物模糊和视疲劳。

（3）眼底病：是指发生在眼底部位的病变。它不是一个具体的疾病，而是发生在眼底所有疾病的一个总称。眼底的疾病包括视网膜、视盘、脉络膜和玻璃体的疾病，通称为眼底病。一般出现眼底病变之后，主要临床表现为视物遮挡或者是视力明显下降。

2. 怎样做到健康用眼？

（1）"20-20-20"休息法则：长期从事近距离作业者，应每隔20分钟后抽20秒看20英尺（1英尺约为0.3米）以外的地方。

（2）光线须合适：光线要充足舒适，光线太弱在正常的距离下看近时看不清就会越看越近，光线太强会让眼睛受到光线刺激太大，眼睛会很容易疲劳。光线要避免反光，桌边应有灯光装置，其目的在于减少反光以降低对眼睛的伤害。

（3）多眨眼：正常情况下每分钟眨眼15次，以保持眼睛湿润。

（4）适当热敷：热敷可以适当缓解泪腺分泌不足的问题，热敷会让分泌物软化从而便于排除，泪膜的稳定性也能得到提高。

（5）坐姿端正：不可弯腰驼背，端正视物姿势。

（6）调整电脑位置和屏幕显示：电脑放置的高度最好以屏幕上端位于水平视线向下30度为宜，屏幕向上略倾斜10度。电脑显示屏的正面与人的距离，应保持在50～60厘米。

（7）日常注意用眼卫生：不要用手乱擦眼睛，如眼睛发生炎症或患有眼疾，应积极治疗。

（8）多做户外运动：经常眺望远处放松眼睛，防止近视，与大自然多接触，有益于眼睛的健康。

第九节

饮食健康

　　中国人的饮食习惯源远流长，随着社会的发展和人们生活水平的改善，我国居民的饮食习惯逐渐发生转变，部分饮食习惯如喝茶和饮酒已成为人们日常生活中不可或缺的一部分，与此同时，咖啡、奶茶、可乐等饮料的消费量呈快速上升趋势，由此引起的高糖摄入已成为肥胖、糖尿病高发的主要危险因素，超重、肥胖及膳食相关慢性病问题日趋严重，健康合理的饮食是实现"做身体健康的民族"目标的重要手段，首先我们应该认识到不良的饮食习惯对身体的影响。

1. 喝浓茶对健康有哪些危害？

　　从古至今中国人都有喝茶的习惯，常饮茶有助于降低心血管疾病和胃癌的发生风险，但饮用过多的浓茶会稀释胃酸，降低消化能力，可能导致消化不良、腹胀、腹痛等症状，消化功能不好的人群应减少饮茶。茶中含有咖啡因，与胃食管反流的发生密切相关。此外，茶叶中含有单宁酸，可与食物中的铁结合，阻止铁的吸收，常喝浓茶可能引起缺铁。

2. 过度饮酒对健康有哪些危害？

中国的饮酒文化历史久远，饮酒已成为日常生活的一种习惯，过量饮酒对人体有非常大的伤害，若长期大量饮酒，对肝脏可造成巨大损伤。一次性饮酒过多可引起急性酒精中毒，醉酒者可以表现为情绪失控、意识模糊、行动迟缓，严重时陷入昏迷，无法唤醒。

如何处理：醉酒后应停止饮酒，多饮水，可进食水果，用冷水洗面保持清醒，若发生呕吐，但状况好转时，可侧卧位休息，如果发生昏迷，意识不清，应及时送往医院治疗或呼叫120，送往医院前，应将醉酒者置于侧卧位，及时清理口腔呕吐物，注意观察呼吸脉搏状况。

3. 咖啡对人体有哪些影响？

咖啡中含有咖啡因，在疲惫时是提神醒脑的神器，但部分人喝完咖啡后会出现心跳加速、恶心和头晕等不适，即"咖啡不耐受"，这是对咖啡因敏感或摄入过多所引起，可减少频次与摄入量。咖啡因是天然的利尿剂，会引起排尿次数增多，属于正常现象。经常摄入咖啡会产生依赖，突然停止摄入后可能会出现头疼、疲劳、注意力无法集中的症状，逐渐适应后会自行消失，不会对身体和精神造成持续的影响，适量摄入咖啡对人体无明显负面影响，但是摄入过多时除影响心率外，也可对消化系统造成影响，引起胃食管反流，需减少或停止饮用。

4. 碳酸饮料对健康有哪些危害?

以可乐为代表的碳酸饮料是年轻人夏天解暑降温的最爱,但是可乐中含有大量糖分,尤其是果葡糖浆,容易被肝脏吸收转化为脂肪,也可代谢产生尿酸,长期大量摄入糖分,会降低胰岛素的敏感度,提升糖尿病的风险,因此长期摄入过多可乐后可导致肥胖、脂肪肝、痛风和糖尿病等慢性病的发生。此外,可乐不仅含糖而且有酸性,可对牙齿造成慢性损伤,引发龋齿,对人体的健康造成巨大危害。停止饮用碳酸饮料,保护自身健康。

5. 奶茶对健康有哪些危害?

奶茶对健康的危害主要来自奶茶的主要成分:奶精、糖和咖啡因。第一,奶精可以使奶茶香浓可口,但是也会引起血脂和胆固醇升高,长期过量饮用,会引起肥胖、脂肪肝和各种心脑血管疾病的发生。第二,奶茶中含有大量的糖,《中国居民膳食指南》中推荐每天摄入糖不超过 25 克,一杯奶茶的含糖量往往远超于此。第三,奶茶中含有大量咖啡因,部分奶茶一杯含有的咖啡因相当于饮用多杯咖啡,过量的咖啡因摄入会影响人体正常心率和节律,导致失眠等症状。

我国居民目前营养状况大为改善,但仍存在过量饮酒、糖摄入过量等现象。合理膳食，适量活动、戒烟戒酒、增加蔬菜水果和全谷物的摄入、控制糖摄入、减少奶茶和可乐等饮料的摄入是促进身体健康的重要因素。

理想的健康指标目标值

理想的健康指标目标值

项　目	意　义	目标值
血压	血压的升高是导致心脑血管疾病的最重要的危险因素，控制血压处于正常范围十分重要。	正常成年人的血压：收缩压<120毫米汞柱和舒张压<80毫米汞柱；正常高值血压：收缩压120~139毫米汞柱或舒张压80~89毫米汞柱；高血压：收缩压≥140毫米汞柱或舒张压≥90毫米汞柱。理想的成年人血压不应超过正常高值，即收缩压<120毫米汞柱和舒张压<80毫米汞柱。
血糖	空腹血糖是协助判断糖代谢最重要的指标，血糖检测也是目前确诊糖尿病的主要依据。此外，检测血糖水平也能帮助判断糖尿病患者的病情控制情况。	理想的正常成人的空腹血糖为3.9~6.1毫摩尔/升。
血脂	控制血脂水平处于相对正常的水平对于预防心脑血管疾病有着重要的作用。	理想的血脂水平：总胆固醇≤5.18毫摩尔/升、低密度脂蛋白胆固醇3.37~4.12毫摩尔/升、高密度脂蛋白胆固醇>1.04毫摩尔/升、甘油三酯≤1.70毫摩尔/升。

项　目	意　义	目标值
体重指数（BMI）及腰围	预防超重和肥胖是保持健康的关键。BMI是衡量整体肥胖的指标，计算方式：体重（千克）除以身高（米）的平方；腰围是衡量腹部脂肪储蓄即向心性肥胖的指标。	理想的BMI应控制在18.5～24千克／米^2；理想的腰围，男性应控制在85厘米以下，女性应控制在80厘米以下。
体温	体温是人体基本的生命体征，也是临床用于判断健康状况的重要指标。一般使用腋窝、口腔、直肠的温度来代表体温。	正常的腋窝温度为36.0 ℃～37.4 ℃，口腔温度为36.7 ℃～37.7 ℃，直肠温度为36.9 ℃～37.9 ℃。
呼吸	异常的呼吸过速和呼吸过缓都代表着机体健康状况的异常。	正常人静息状态的呼吸频率为12～20次／分，呼吸与脉搏比值为1∶4。频率＞20次／分为呼吸过快，＜12次／分为呼吸过缓。
心率	心率是指静息时每分钟心脏搏动的次数，正常人可因剧烈运动或精神紧张，饮浓茶、咖啡等出现生理性心脏的搏动增强、增快。	正常成人的理想心率应为55～70次／分。

常用的保健穴位

1. 肚腹三里留

"肚腹三里留"，出自《四总穴歌》，其浅层意思是：所有腹部疾病，都可取足三里穴来治疗。

足三里穴位于外膝眼下 3 寸，胫骨前嵴外一横指处。足三里为足阳明胃经的合穴，回阳九针穴之一。针刺该穴能增强足阳明胃经的功能，使机体强壮；可防治胃痛、呕吐、噎膈、腹胀、腹泻、痢疾、便秘等消化系统疾病。该穴既是治疗脾胃病的要穴，又是强壮长寿的保健要穴。（附图 2-1）

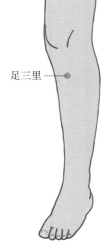

足三里

附图 2-1　足三里穴定位

现代研究表明，针灸足三里等穴位具有清除自由基、提高免疫力等作用。针灸或按摩足三里穴，可调节胃肠蠕动，增进食欲，帮助消化。艾灸足三里穴对老年心脑血管疾病有较好的防治作用，能治疗缺血性中风。醉酒按足三里配 3 粒藿香正气胶囊，可以保护胃气、解酒。经常拍打或按摩该穴，可预防感冒、胃肠疾病和脑卒中，达到健康长寿的目的。

2. 腰背委中求

委中穴，又称郄中、血郄、委中央。系足太阳膀胱经之合穴、三焦经之下合穴，是临床常用穴。此穴具有舒筋通络、散瘀活血、清热解毒之功效。临床常用于治疗腰背痛、下肢痿痹、腹痛、急性吐泻、小便不利、遗尿、丹毒、风疹、鼻衄等病证。按摩委中穴的具体方法：用两手拇指端按压两侧委中穴，一压一松为1次，连做9~18次；或两手握空拳，用拳背部有节奏地叩击本穴，连做18~36次；或用两手拇指指端置于两侧委中穴处，顺、逆时针方向各揉9次；或摩手至热，用两手掌面上下来回擦本穴，连做36次。（附图2-2）

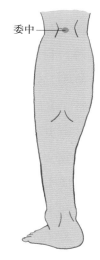

附图2-2　委中穴定位

3. 头项寻列缺

"头项寻列缺"是《针灸大成》中流传很广的一句歌诀，意思是说头、颈项有问题，找列缺穴施治。列缺穴，为手太阴肺经络穴，又为八脉交会穴，通任脉。位于桡骨茎突上方，腕横纹上1.5寸，当肱桡肌与拇长展肌腱之间。简便取穴法：两手虎口自然平直交叉，一手食指按在另一手桡骨茎突上，

指尖下凹陷中是穴。（附图 2-3）

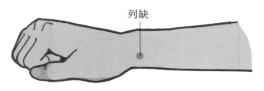

附图 2-3　列缺穴定位

列缺穴有疏风解表、清热宣肺、祛风散寒、散邪利咽、通络止痛、利水通淋等多种功效。临床可用于治疗肺系、上肢、头颈项、泌尿生殖系统病证，对口眼㖞斜、牙病、鼻疾、偏正头痛、肩周炎、落枕、颈椎病、手腕无力、坐骨神经痛、狭窄性腱鞘炎、腕关节软组织损伤、戒烟包括海洛因依赖均有独特疗效，列缺是治疗头痛、偏头痛的常用效穴，按摩列缺穴以掐揉为主，双手轻握拳，拳心向上，宜边掐边揉，使肌肉和筋腱来回移动，不能太重或太轻，力度以出现酸胀感为好，每天可进行 1 次，每次 3 分钟即可。

4．面口合谷收

"面口合谷收"，意思是颜面及口腔的病证（以前头、目、鼻、口、齿、咽部、面颊病为主）可选用合谷穴进行针灸或按摩治疗。

合谷穴位于第 1、第 2 掌骨间，当第 2 掌骨桡侧的中点处。简便取穴：以一手的拇指指骨关节横纹，放在另一手拇、食指之间的指蹼缘上，当拇指尖下是穴，又称虎口。合谷穴对于头面五官诸证，无论虚实寒热、轻重缓急，均有很好的

疗效，被列为四总穴之一。（附图2-4）

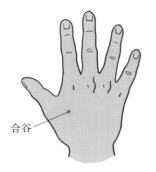

合谷

附图 2-4　合谷穴定位

该穴的治疗范围较为广泛，可用于内、外、妇、儿等临床各科，如头痛、眩晕、目赤肿痛、齿痛、面肿、咽喉肿痛、牙关紧闭、顽固性呃逆、慢性鼻炎、顽固性鼻衄、口眼㖞斜、疟腮、臂痛、痛经、经闭、滞产等。其功效人们常以"升、降、开、宣"四字予以概括。所谓升，即升阳益气；降，即清泻邪热；开，即开窍通痹；宣，即宣通气血。此外，该穴还是养生长寿穴之一。刺激时可用钝尖物，如钥匙头或拇指端压在穴位处，有节奏地压下弹起，反复 7 ~ 10 次。若鼻出血或小腿抽筋可用拇指掐压合谷穴，至有酸胀感为度。一般左鼻孔出血或左小腿抽筋掐右手合谷，右鼻孔出血或右小腿抽筋掐左手合谷。

5．心胸内关应

内关穴为心包经之络穴，是八脉交会穴之一，通阴维脉。内关临床上多用于胸痛、胃痛、胁痛、心痛、结胸及胃、胸脘满闷、胁下支满、腹中结块等。总之，内关联络上、中、下三焦，可谓理三焦，是治疗三焦病证的一大要穴。

内关穴位于腕横纹上 2 寸，掌长肌腱与桡侧腕屈肌腱之间（附图 2-5）。内关有镇静宁神、疏通心脉、理气止痛、和

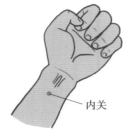

附图 2-5　内关穴定位

中止呕、活血化瘀之效，故能治疗心血管、消化及神经系统的某些疾患及某些精神心理、局部疾患，如心痛、心悸、胸闷、胸胁痛、冠心病、风湿性心脏病、低血压、失眠，胃痛、呕吐、呃逆、反酸、胃肠神经症、胃炎、胃溃疡、中暑，胁痛、胁下痞块，肘臂挛痛、落枕。近代研究表明，针刺内关穴能迅速缓解急性心肌梗死患者之胸痛，为进一步抢救治疗赢得必要条件。外出晕车呕吐时，按揉此穴，稍微有酸胀感，一般按 3～5 分钟即可。按摩内关穴以掐揉或按揉为主，拳心向上，宜边按边揉，力度适中，以出现酸胀感为好，每天可进行 2～3 次，每次 3 分钟即可。也可点燃艾条对准穴位悬灸，对心脏功能有较好的良性调节作用。

6. 小腹三阴谋

"小腹三阴谋"是说位于肚脐以下的小腹部的疾病都可以用三阴交穴来治疗。

三阴交穴位于内踝尖上 3 寸，胫骨内侧面后缘（附图 2-6）。此穴为肝脾肾三经之交会穴。故三阴交穴可主治肠鸣腹胀、腹泻等

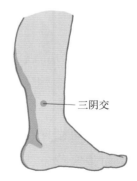

附图 2-6　三阴交穴定位

脾胃虚弱诸症，月经不调、带下、阴挺、不孕、滞产、遗精、阳痿、遗尿等生殖泌尿系统疾患，心悸、失眠、高血压，下肢痿痹，阴虚诸证。

常按摩或温灸三阴交，可调理多个系统，起到预防保健的作用。按摩方法一：点揉三阴交。将手指立起来放到穴位的表面，然后用力向下按压，再按揉。按揉1分钟，间隔一下，重复五六次。坚持用力点按，可以产生较强的持久刺激作用。按摩方法二：抠按三阴交。按摩时把此穴位抠住，用拇指在这个位置向内抠按，这样才能起到一个刺激的效果。抠按持续约1分钟，然后稍作休息，再按，重复五六次。

7. 涌泉健体定安泰

涌泉穴，古称地冲、地衢、蹶心，位于足心前三分之一、屈趾时凹陷处，为足少阴肾经的井穴（附图2-7）。

经常刺激涌泉穴，具有补肾壮阳、增精益髓、强筋健骨等功效，在人体养生、防病、治病、保健等各个方面显示其重要作用，被冠以"长寿穴"的美誉。该穴不仅治疗肾脏及下焦病证，如大便难、小便不利、奔豚气、足心热等，还治疗头面及上部的诸多病证，如昏厥、中暑、癫狂痫、小儿惊风、头痛、头

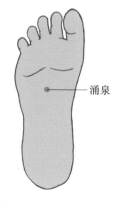

附图2-7　涌泉穴定位

晕、目眩、失眠等；此外，该穴能清热开窍、回阳救逆、交济心肾。历代医家把该穴作为开窍急救之穴，意在调理全身气机，开窍宁神。

常用的保健方法：①艾灸法。用艾条温和灸涌泉，每次施灸 10 ~ 15 分钟，根据各人体质每天、隔天或每周施灸 1 次。②搓擦法。每晚临睡前用热水洗烫足部 15 分钟后擦干，然后用右手把住右脚趾，用左手掌搓右脚心，前后搓、转圈搓，至脚心发热为止。再换另一侧用同样方法搓擦。可镇静安眠，对防治老年性足部麻木、发冷、水肿等病证有积极作用。③踩竹筒法。将一截直径约 10 厘米、长 50 ~ 60 厘米的毛竹筒对半剖开，取其中的一半放在地上，圆隆处向上。然后双手扶墙，双脚掌踩在毛竹筒上，让毛竹筒隆起的半圆形按摩脚心，然后像正步走一样抬起腿，脚离竹筒 30 ~ 40 厘米，双脚交替踩竹筒，直到脚心酸胀发热为止。经常锻炼，可使人耳聪目明、头脑清醒、思维敏捷、头发乌亮。类似的方法还有赤脚行卵石道、踩踏刺激足底的脚滚轮等。

8. 头痛醒酒率谷寻

率谷穴属足少阳胆经，为足太阳、足少阳两经的交会穴。耳尖直上，入发际 1.5 寸，耳尖与顶骨结节连线的中点。率，循也，谷，山谷。穴在循按耳上入发际 1.5 寸的凹陷处，当顶骨、颞骨、蝶骨大翼三骨交接之凹陷处。（附图 2-8）

该穴有和解少阳、疏经导气、泄利肝胆、平逆开窍的功

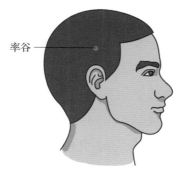

率谷

附图 2-8 率谷穴定位

效。又为足太阳、足少阳两经的交会穴，具有疏散少阳风热，并使其循太阳经脉达表的作用；足阳明经亦贯穿于两穴之间，连通手少阳及足三阳经，故针刺此穴，可以通过足三阳及其表里经，调整脏腑气血阴阳，达到宁心安神的功效。主治头面五官病、偏正头痛、眩晕、腮腺炎、目赤肿痛、耳鸣耳聋；消化系统病证；烦满呕吐，不能饮食，小儿急、慢惊风等神志病。该穴对醒酒也有较好的疗效。

按摩率谷穴可用双手食指的指腹，同时做前后的揉动，用力要均匀，不宜过强或过弱，一般 1 次 4 ~ 5 分钟。

9. 安眠妙穴治失眠

安眠穴在颈项部，胸锁乳突肌乳突头附近，当翳风穴与风池穴连线的中点（附图 2-9）。主治失眠、眩晕、头痛、心悸、精神病等。选取安眠穴，可以协调阴阳、宁心平肝、安神镇静、疏通经络，为治疗失眠之要穴。也可改善调和局部气血运行，蠲痹止痛，治疗颈项

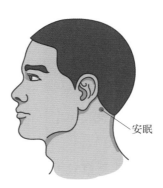

安眠

附图 2-9 安眠穴定位

强痛。

现代社会，随着人们生活节奏的加快，竞争日益激烈，生活压力明显增加，失眠的患者越来越多，有的已严重影响患者的生活质量和工作质量。目前临床上主要采用口服镇静催眠药使患者获得睡眠，但长期服用极易引起过度镇静、耐受、成瘾等副作用。研究发现，在传统针刺安眠穴的基础上，艾灸或电针安眠穴，可改善人体的睡眠状态，缩短治疗时间，提高疗效。

自我按摩法：睡前仰卧，用两手中指，从睛明穴至太阳穴再至安眠穴，自我按摩 200～300 次，可以醒脑开窍、镇静安神，促进睡眠，排除失眠的困扰。

10．闪腰岔气腰痛穴

腰痛穴又称威灵、精灵穴，为经外奇穴，对腰痛具有较强的舒筋活络、通经止痛之效，是治疗腰痛的经验效穴。腰痛穴在手背侧，当第 2、第 3 掌骨及第 4、第 5 掌骨之间，当腕横纹与掌指关节中点处，一侧 2 穴，左右共 4 穴。（附图 2-10）

针刺该穴可疏通经络，活血散瘀，宣通经气，使"通则不痛"，

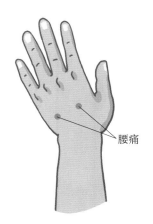

腰痛

附图 2-10　腰痛穴定位

主治急性腰扭伤、小儿急慢惊风等病证。取该穴治疗符合中医"上病下取、下病上取"的原则，具有取穴少、见效快、简便易操作等特点。单纯性的急性腰扭伤效果好，如伴腰椎间盘突出者要配合进行复位等其他治疗。

一般左侧腰痛可按揉或针刺右手腰痛穴，右侧腰痛按揉或者针刺左手腰痛穴。针刺操作可使针感稍强烈，以转移患者注意力，在针刺过程中可嘱患者带针做适量缓慢的腰部活动，活动幅度应由小至大，这种柔和缓慢的运动针刺法，可以舒筋活络、通和血脉、散瘀止痛，有利于提高疗效。

11. 宽胸理气寻膻中

膻中，任脉穴，为心包募穴，八会穴之气会。该穴位于人体的胸部人体正中线上，两乳头之间连线的中点（附图2-11）。别名元儿穴、胸堂穴、上气海穴、元见穴。主治咳嗽、气喘、咯唾脓血、胸痹心痛、心悸、心烦、产妇少乳、噎膈、膨胀；胸腹部疼痛、心悸、呼吸困难、咳嗽、过胖、过瘦、呃逆、乳腺炎、缺乳症、喘咳病等。此穴位为任脉上的主要穴道之一。经常按摩此穴，能宽胸理气，舒展气机。

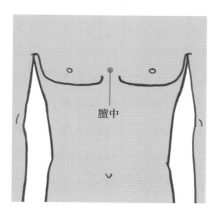

附图2-11　膻中穴定位

12. 脑痛驱风用风池

风池是足少阳胆经的穴位，位于后颈部，在胸锁乳突肌与斜方肌上端之间的凹陷中，平风府穴，与耳垂齐平（附图2-12）。它就像一道"护城河"，护卫头部，不让风邪入侵。

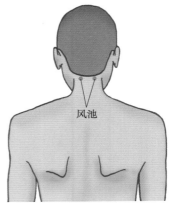

风池穴属祛风之要穴，凡由风邪引起的病证均可取之。按揉此穴，具有祛风解表、平肝熄风、清热明目、健脑通络的功能。既可治脑卒中、癫痫、头痛、眩晕、耳鸣等内风疾病，也可治感冒、鼻塞、衄衊、目赤肿痛、羞明流泪、耳聋、口眼㖞斜等外风疾病；对颈项强痛、落

附图2-12　风池穴定位

枕、失眠健忘、高血压、眼睛疲劳患者皆有疗效。

风池穴的保健方法举例如下。预防感冒：双手十指自然张开，紧贴枕后部，以两手的大拇指按压双侧风池穴，用力上下推压，稍感酸胀。每次按压不少于32下，多多益善，以自感穴位处发热为度。颈椎病、颈部酸痛：用拇指指腹或食指、中指两指并拢，用力环行揉按风池穴，同时头部尽力向后仰，以局部出现酸、沉、重、胀感为宜。每次按揉10分钟，早、晚各按揉1次。急性期时取同侧风池穴，可增加按摩次数，重揉重按；慢性发作及预防性治疗取双侧风池穴，轻揉轻按。

13. 肠胃不适取中脘

中脘穴为任脉穴位，位于前正中线上，脐上 4 寸，即脐与胸剑联合连线的中点处。因位于胃脘部，上、下脘之间而得名，又称胃脘、太仓、中管、上纪。（附图 2-13）

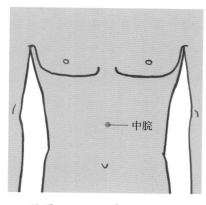

附图 2-13　中脘穴定位

中脘穴为胃之募穴，六腑皆禀于胃，故为腑之会穴，可治一切腑病，尤以疏利中焦气机，治脾胃疾患为先。现代研究也发现针刺中脘对胃肠功能有调节作用，艾灸中脘穴可提高机体免疫功能。由于脾胃为"后天之本""气血生化之源"，手太阴脉"还循胃口"，足阳明脉"下膈属胃络脾"，手太阳脉"抵胃属小肠"，足太阴脉"属脾络胃"，该穴又为手太阳、手少阳、足阳明与任脉之交会穴，故胃与脾、肺、心、大小肠等关系密切，相互影响。临床常用该穴治疗以下疾病：脾胃病证如胃痛、腹胀、呕吐、吐血、肠鸣、泄泻、纳呆、吞酸、呃逆、食积不化、疳积等；肝胆病证如黄疸、呃逆、吞酸等；神志病证如癫狂、产后血晕、晕厥、失眠、脏躁、尸厥等；另可应用治疗虚劳、哮喘、惊悸、水肿等。

中脘穴还具有美容、延缓衰老的保健作用。我们常取中脘穴治疗眼袋及睑肿，这是因为足阳明胃经起始于眼睛下方的承泣穴，故经常按摩中脘穴可促进人体气血化生，脸色红润，延缓衰老。

14. 清心安神觅劳宫

劳宫穴位于掌心横纹中，第 2、第 3 掌骨中间；或者握拳，中指尖下是穴。在手掌中有两条比较大的掌纹，相交成"人"字形，沿中指中线向手掌方向延伸，经过"人"字相交点的下方区域，这个重合的地方即是劳宫穴，别名五里、掌中、鬼路，因"手任劳作，穴在掌心"而定名。（附图 2-14）

劳宫穴属手厥阴心包络荥穴，"荥主身热"，故泻之可清心泻热、开窍安神、清泻肝火、熄风凉血止痛。主治病证：中风昏迷、中暑；心痛、烦闷、癫狂痫；口疮、口臭；鹅掌风；失眠、神经衰弱。此外，劳宫穴还可治疗急性腰扭伤、落枕等。

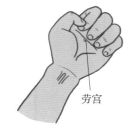

附图 2-14　劳宫穴定位

劳宫穴经气可直达于心，再入目达脑，常按揉该穴可防止因情绪激动而使血压升高或发生脑血管意外。手心脚心发热，伴潮热盗汗、心悸不安、失眠多梦，常常是阴虚火旺、心火妄动的表现，晚上睡觉时，可按揉劳宫穴、少府和涌泉穴。经常按压手心劳宫穴，有强壮心脏的作用。其方法：用两手拇指互相按压，亦可将两手顶于桌角上按劳宫穴，时间自由掌握，长期坚持可使心火下降，行气血、通经络。"十指连心""手脑相通"，中外医学专家对手、脑关系进行研究后证明，鼓掌（拍击劳宫穴），左右手交叉按压、揉搓该穴，不但能健脑益智、增强记忆力、消除疲劳、提高思维能力，还可以治疗末梢神经炎、手指麻木痉挛、高血压、便秘、更年期综合征等多种常见病。

15. 养阴益肾取太溪

太溪，足少阴肾输穴，原穴。太溪穴位于足内侧，内踝后方，足内踝尖与跟腱水平连线的中点处。太，大也；溪，溪流也。别名大溪、吕细。该穴名意指肾经水液在此形成较大的溪水。吕细一名意在形容穴内流行的地部经水水面宽大而流动缓慢。本穴输出的地部经水真正表现出肾经气血的本源特性，故为肾经原穴。（附图2-15）

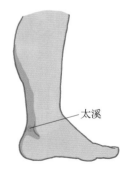

太溪

附图2-15　太溪穴定位

太溪为古代全身遍诊法三部九候诊脉部位之一。为足少阴肾经动脉，即下部地，以候肾气。主治头痛目眩，咽喉肿痛，齿痛龈肿，耳聋耳鸣，视力减退，咳嗽，气喘，咯血，消渴，失眠，遗精，阳痿，月经不调，小便频数，腰脊痛，下肢厥冷，内踝肿痛，足跟痛，精力不济，手脚无力，风湿痛等。此穴位为足少阴肾经上重要穴道之一，也是养生保健的要穴。日常保健常艾炷灸 3~5 壮；或艾条灸 5~10 分钟。

16. 息怒降压泻太冲

太冲，为足厥阴肝经的输穴、原穴。位于足背侧，第 1、第 2 跖骨结合部之前凹陷处。太，大也；冲，冲射之状也。原穴的含义有发源、原动力的意思，也就是说，肝脏所表现的个性和功能都可以从太冲穴找到形质。古今论述皆认为太冲具平肝潜阳、行气解郁之功，是治疗高血压病的要穴。太冲穴常用于治疗中风，头痛，眩晕，癫痫，癫狂，小儿惊风，疝气，月经带下病，癃闭，遗尿，胁痛，腹胀，黄疸，呕逆，咽痛，目赤肿痛，青盲，面瘫，夜晚磨牙，膝股内侧痛，足跗肿，下肢痿痹等。（附图2-16）

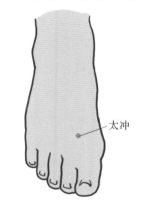

附图 2-16　太冲穴定位

中医学认为，肝为"将军之官"，主怒。生气、发怒的人往往是肝火太旺，太冲这个肝经的原穴常会显现出一些异常如压痛、温度或色泽变化等，故通过对太冲穴的针灸、按摩等，可以疏解患者的情绪。太冲穴在足部的反射区为胸部，按压同样可疏解心胸的不适感。按揉力度以适度微痛为宜，循序渐进。每次 5 分钟，按压后可以喝少量的水以助代谢。

足浴加按摩太冲穴可治感冒。具体方法是：先用温水浸泡双脚 10 ~ 15 分钟，而后用大拇指由涌泉穴向脚后跟内踝下方推按，连续推按 5 分钟，然后，再用大拇指按摩太冲穴（大脚趾与二脚趾缝上 1.5 寸处）由下向上推按，双脚都要按摩，每侧按摩 5 分钟。按摩后，即刻会感到咽痛减轻，其他症状也会随之减轻，甚至痊愈。

图书在版编目（ＣＩＰ）数据

职场保健手册 / 周胜华主编. — 长沙 ：湖南科学技术出版社，2021.5
ISBN 978-7-5710-0948-9

Ⅰ．①职… Ⅱ．①周… Ⅲ．①保健－基本知识 Ⅳ.①R161

中国版本图书馆 CIP 数据核字(2021)第 076322 号

职场保健手册

指　　导：湖南省卫生健康委员会
组织编写：湖南省医学会
主　　编：周胜华
责任编辑：李　忠 杨　颖
出版发行：湖南科学技术出版社
社　　址：长沙市芙蓉中路一段 416 号泊富国际金融中心
网　　址：http://www.hnstp.com
湖南科学技术出版社天猫旗舰店网址：
　　　　　http://hnkjcbs.tmall.com
邮购联系：本社直销科 0731-84375808
印　　刷：长沙市雅高彩印有限公司
　　　　　（印装质量问题请直接与本厂联系）
厂　　址：长沙市开福区中青路 1255 号
邮　　编：410153
版　　次：2021 年 5 月第 1 版
印　　次：2021 年 5 月第 1 次印刷
开　　本：880mm×1230mm　1/32
印　　张：6.25
字　　数：120 千字
书　　号：ISBN 978-7-5710-0948-9
定　　价：39.50 元